JN111445

熱く 生きた 医人たち

Medical Spirits

50

鈴木 昶
Suzuki Akira

新日本出版社

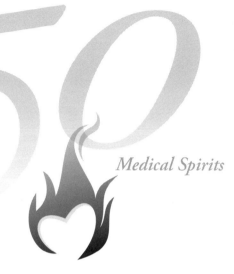

まえがき

人知の未発達な太古の人たちは、神を中心に森羅万象を考えた。五穀が実るのは神の恵みであり、病気や災害の苦しみに遭遇するのは神の祟《たた》りと信じたのである。だから病気に罹《かか》ると、邪気を浄《きよ》めようと神の威力にすがった。つまりこの時代は、加持祈禱《かじきとう》や呪術を行う者が医師の役割を代行していたのである。

時の経過につれて人間の知恵が発達し、体に異常を感じると休養したり、精のつくものを食べたり、身近な植物で傷口を覆うなど、具体策を工夫するようになった。その過程で下痢をしたり、嘔吐《おうと》をしたり、化膿《かのう》したりを体験しながら、天然物を薬に利用する知恵がつき、集積としての素朴な医学や薬学が芽生えてきたのであろう。

だから医師という職業が生まれたのも、日本では奈良朝以降のことと推測される。当時の先進国・中国との交流が始まると、医術や本草学《ほんぞうがく》も導入された。法蔵や法達などの行動的な僧侶や、鑑真の帰化が原動力となったのである。彼らがもたらした医書や薬物が日本の医療の礎石になったのは疑いない。

江戸時代に入ると中国の医学に日本独自の知恵が加わり、民族医学ともいうべき「漢方」が実を結ぶ。そして原典に忠実な「後世派」と理屈より治療を唱える「古方派」の論争が展開され、後半にはその「折衷派」と蘭学の影響も強まるなど、新しい波が押し寄せるように。

激動したのは明治維新だ。いきなり鎖国を解いた日本は、西洋に追いつくために迷走した。医学も漢方を排してオランダからイギリス、さらにドイツへと受容先を変える混乱に陥り、あげくの果ては杏仁水《きょうにんすい》（アンズの種子からつくられる鎮咳去痰薬《ちんがいきょたんやく》）をローレルケルス水と称して輸入する狂乱ぶりまで露呈している。この風潮の中で古来の文化が軽視され、漢方も実質的に破棄された。舶来かぶれの世相が続く。

日本の医療がさらに変化したのは昭和の十五年戦争に敗れた後である。ドイツ式からすべての制度がアメリカナイズされた。医学用語も改められたが、最も評価したいのは国民皆保険の発足であろう。これは日本が文化国家として建ち直る独自の制度化であり、初めて医療が庶民のものになったと云《い》ってもいい。それまでは貧しいだけの理由で医療の恩恵に浴せぬという庶民が、決して少なくはなかったからである。

国民皆保険の実施は世界の注目を浴びた。しかしいま、財政の逼迫《ひっぱく》で危機に直面している。医療や福祉よりも国防が重視され、軍事費だけが異常に膨張するのが現実だ。それにコロナ禍が重なり、予想より長引く混乱となっている。こんなときほど、「熱血の医人」が待望されるのではないか。

もう一つ、近年の大きな特徴は生命科学の裾野が広がりをみせたことだ。ノーベル医学・生理学賞の選考でも明らかなように、分子生物学や応用化学など医学畑のほかから参入する傾向が顕著になり、医療は医学だけの独占領域でないことを証明している。それは明らかに基礎研究の必要と、成果主義への疑問を訴えるものであり、強烈な現代への警鐘であろう。

このように、医療の流れも変化しながら進歩してきたが、どんな時代にもひたむきに庶民の医療と取り組んできた人や、地道な基礎研究に生涯を捧げた人がいた。為政者や学会の評価など関係なしに、自らの信念を貫き通した人たちである。わたしはそんな人を、畏敬を込めて「熱血の医人」と呼びたい。熱く生きた人の足跡をたどってみたいと思う。

もっとも、熱くなる目標を誤ってとんでもない道に迷いこむ人もいた。戦時中731部隊に送り込まれた医学生や薬学生たちは、時の国家権力に方向を捻《ね》じ曲げられた実例であろう。また立志伝の常連である細菌医のごときは、ノーベル賞にノミネートされたほどの頭脳を持ちながら、借金してまで放蕩《ほうとう》したり老母の面倒を見ようともしない私生活を思うと、とても尊敬する気にはなれない。

731の場合は、オウム真理教を信奉して暴走した高学歴の理系人と変わりはないし、かの細菌医も人間的にはどこか破綻しているとしか、わたしの目には映らないのである。だから彼らに類した人を先生とは呼ばない。脚光を浴びるほどの業績などなくてもいいから、その生きざまを知って心から親しみと共感を覚える人が、わたしが求める「熱血の医人」像だ。

コロナ・パンデミックで大揺れのいまほど、医療人の力量が試されるときはない。「最近の医者の中には患者の顔も見ないでパソコンを操りながら処方箋を書く人がいる」という声も聞く。病診機関はロボット工場ではないのだから、こんな医者は反省しなければなるまい。そして「医師には、患者の苦痛を救う使命がある」ということを忘れなければ、いま問題化している終末医療の悲劇も解消するのではないか。

この本には、「医聖」と仰がれた田代三喜から、「診療所より水路を」と医学の原点を叫びながらアフガンの地に散った中村哲までの五〇人を記したが、まだ書き足らなさを痛感している。この本を叩《たた》き台にして、多くの類書が出現することを期待したい。

※本書では、現在では様々な理由で使われなくなった言葉をいくつか残しています。

目次

患者と共に

誰もが平等

薬は毒にも

名医はタフ

名医はタフだ。どんなにすばらしいアイディアが生まれても行動がともなわなければ実現しない。こまめに動き、持続する気力と体力がないと、頭だけの空転に終わってしまう。熱い行動には必ずへこたれないだけの裏付けがあったのだ。

医学の礎を築いた田代三喜《たしろさんき》

田代三喜
（1465–1537）

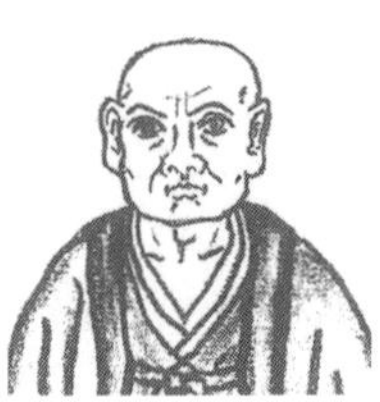

当時の先進国であった中国の医学を、日本の実情を加味して導入した功績により、田代三喜は「医聖」と仰がれている。三喜は室町・戦国時代の医師で明に留学し、李朱《りしゅ》医学を紹介し、その説を臨床に活かして後世派の開祖と云《い》われた。いわば中国医学を日本化した祖であろう。

彼は新しい学問を広めただけでなく、医師としての厳しい生きざまを門弟たちに示した。病を癒そうとする者は常に清潔に、贅《ぜい》と楽を望まず、名に昂《たかぶ》らぬ心がけが必要と強調し、それは医学を志す前提であると説いている。厳格な指導者であると同時に、自らも熱く生きた医師であった。

三喜は寛正六年（一四六五）四月八日、武蔵国越生《おごせ》（現在の埼玉県越生市）に出生。名を導道、字を祖範といい、範翁、江春、日玄などと号した。三喜は通称である。彼の祖先は『吾妻鏡』にも名を残す伊豆の田代冠者信綱といわれ、その子孫は代々医術を業としてきたが、八世の孫・兼綱のとき武蔵に移ったと伝えられる。

三喜は川越城に仕える兼綱の子であり、一五歳にして父業を継ぐため医師を志したという。医家は僧職を兼ねた当時の習俗にならって、彼も妙心寺派の僧籍に入った。それと同時に足利学校にも通い、東井之好《あずまいこれよし》らの指導を受けて諸学を積んでいる。

長享元年（一四八七）に三喜は医学研究生として明に渡った。時に二三歳。その頃の中国では金・元の時代に李東垣《りとうえん》、朱丹渓《しゅたんけい》の流れを汲《く》む李朱医学が隆盛を極めており、彼は僧医・月湖《げっこ》に師事してこれらの医学を学ぶ。一二年後の明応七年（一四九八）、月湖の著した『全九集』『済陰方』など多くの医学書を携えて帰国した。

明に滞在中の三喜が師事した月湖は、東垣や丹渓に医学を学んだ日本からの留学僧であるが、彼より先に帰国した三喜は、わが国に初めて李朱医学を導入したことになる。従来の医学は病因を体外にあるという「外邪説」に基づいていた。この外邪を退けるため「汗・吐・下」の三法が用いられたのである。

これに対して李東垣は「内因説」を唱え、脾胃《ひい》（消化器）が衰えることで百病が生ずると考えて、脾胃の力を補い、元気を増すための補中益気湯《ほちゅうえっきとう》を創製した。また朱丹渓は東垣の考えを推し進めて人体には「陰を補い陽を抑える」必要があると説き、「滋陰降火《じいんこうか》」を唱えている。三喜は二人の説を折衷して中国医学の日本化を進めたと云えるだろう。

三四歳で帰国した三喜は鎌倉の円覚寺に住み、居所を江春庵としたのは雅号の一つに由来する。永正六年（一五〇九）には下総国《しもうさのくに》の古河《こが》に移ったが、それは足利成氏《しげうじ》が古河公方《くぼう》として関東を管領中に招請を受けたからであった。ここで三喜は僧籍を離れ、公方の侍医となって妻を迎える。古河に門戸を構えた彼の医術は評判となり、古河の名医と呼ばれて多くの患者に親しまれた。

数年後には武蔵に帰り、生まれ故郷の越生や河越（現在の川越市）を中心に関東一円を往診している。患者を訪れた三喜は、痛みがあれば手を当てて共に苦しみ、貧しい人からは薬礼も辞退した。貧富を差別しない三喜の診療態度は人々を驚かせたという。

やがて三喜は「医聖」と仰がれるようになり、誰云うとなく越生三喜、河越三喜などと地名を冠した尊称で呼ばれていた。事実、彼は薬箱を背負って馬に乗り、東奔西走したのだった。

それだけ彼に寄せる感謝の念は深く、人々は三喜の像を建てて謝恩を表している。古河市の一向寺には、焼失のため復元された木彫りの座像が安置されており、富士川游《ゆう》の『日本医学史』には、「わが邦に名医多しといえども、像祀せらるるは古来ただ鑑真と三喜あるのみ」と記してあった。

また北里柴三郎は、田代三喜を「日本の医学史上の重要な先哲の一人」と讃《たた》えている。そして柴三郎が会長を務めた明治二六年（一八九三）の第二回日本医学会総会には、古河市の一向寺から三喜像を借り受けて同学の士に披露したのであった。すでに医学の主流は漢方を離れて西洋医学へと移っていた折だけに、三喜への限りない畏敬が感じられよう。

三喜の医説の特徴は、すべての病因を風と湿との二邪に帰し、寒暑燥火も風湿の消長によって起こる現象である、と説いたことだ。そして体内にあって病を受け入れるものは、血・気・痰《たん》であると指摘する。なかでも血と気が重要であるとし、この考えは後世派の学説にもなっているもの。彼が後世派の開祖といわれる所以《ゆえん》でもあろう。

三喜の教えを乞う者は続出した。足利学校に遊学中の曲直瀬道三《まなせどうさん》もその一人である。三喜が六八歳のとき、名声を慕った二三歳の道三が訪れ、六年間も修行してその学風を継いだ医術は、道三から養嗣子の元朔《げんさく》、そして孫の元鑑《げんかん》へと伝わり、幕府の典医になった曲直瀬家の流儀となったのだ。

こうして李朱医学を信奉する後世派は、陰陽五行説に基づく臓腑経絡《ぞうふけいらく》で疾病の病理、治療を論じ、古方派が台頭するまでの主流をなしたのである。ともするとまだ、荒らぶる病魔に加持祈禱《かじきとう》するしか術《すべ》がないという風習が残っていただけに、三喜の医論は論理的で新鮮でもあった。

そして三喜は道三をよき後継者として指導し、病床にあっても口述を続けたという。死期が近づいても口述をやめようとしない三喜の熱意に、道三は涙で墨をすってこれを書き留めたと伝えられる。その記録したものを道三は「涙墨紙」と呼んでいたとか。自分で修めた医学のすべてを道三に授けた三喜は、天文六年（一五三七）四月一五日、帰らぬ人となった。享年七二。三喜の墓は埼玉県越生市の一向寺に、顕彰碑は川越市の最勝寺にあり、人々の参詣が絶えない。

三喜が残した著作は少ないが、『三帰廻翁医書《さんきかいおう》』は三喜の説を集大成したものである。この書には『和極集《わごく》』『弁証配剤』『印可集』『薬種隠名《かくれな》』『小児諸病門』『啓迪庵日用灸法《けいてきあんにちようきゆうほう》』など八書が収められており、弘治二年（一五五六）に刊行された。『和極集』の説などは道三や西忍《さいにん》に強い影響を与えたことがわかる。日本化された李朱医学の全貌を知ることのできる貴重な書物だ。

（初出は『月刊漢方療法』二〇一五年一九巻四号「漢方医家伝」）

実証医療を説く曲直瀬道三《まなせどうさん》

曲直瀬道三
(1507-1594)

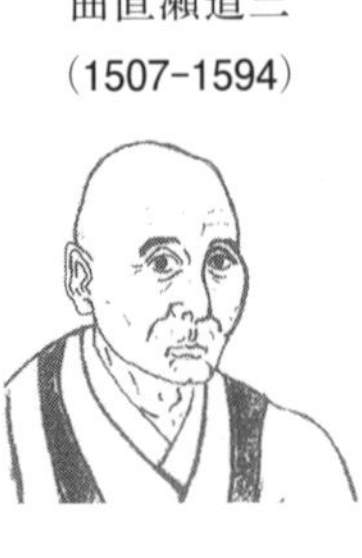

日本の医療の過程をたどると、僧と医が一体の時代が江戸期まで続いていたことがわかる。仏教伝来の影響で僧侶が中国へ渡るようになると、新しい医書や本草書《ほんぞうしょ》が彼らによってもたらされ、布教と絡んで施療されたのだ。だから日本に医療が芽生えた頃は、僧籍から医師へと歩んだ人が多い。

室町末期から安土・桃山時代に活躍した最も著名な医師である曲直瀬道三もそんな一人だった。彼が当時最新の中国医学を田代三喜から伝授され、名著『啓迪集』（正式名称は『察証弁治啓迪集』）にまとめて根づかせた功績は極めて大きい。漢方では道三を後世派の開拓者と呼んでいる。

道三は永正四年（一五〇七）に京都柳原に生まれた。父は近江佐々木氏庶流の堀部親真《ちかまさ》。名を正盛《しょうせい》といい、字は一渓《いっけい》で、道三は通称である。誕生の翌日に父を失い、次いで母とも死別、伯母と姉に養われて幼時を過ごした。一〇歳のとき、近江国の天光寺に引き取られ、一三歳で相国寺に移って僧門修業に入る。

生来の非凡児はこの年頃にして三体詩、蘇東破《そとうば》など漢・唐書を解読し、幾種類かの経巻《きょうかん》も暗唱、さらに数理化博物の学問にまで知見を広めていた。山門を出て下野国《しもつけのくに》の足利学校に入学したのは二二歳の秋。彼はここで経史、諸子百家の書を読破し、学問の楽しさを満喫したのであった。

田代三喜との運命的な出会いも足利学校に入ったときである。三喜は一二年間も明に留学して、李東垣と朱丹渓の医学、つまり李朱医学を伝えた先駆者であり、足利学校の卒業生でもあった。この三喜がある日、母校を訪れて講演し、李朱医学と日本医学の脱皮を熱心に説いたのである。

すでに医書にも親しみ、新しい指導者を望んでいた道三は、三喜の熱弁に触れて心躍る思いがした。さっそく彼は、その頃下総の古河に定住していた三喜を訪ね、襟を正して入門を乞い願い、許されて子弟の誓いを遂げる。時に享禄四年（一五三一）、道三は二三歳であった。

三喜のもとで六年間、医術を会得した道三は、一〇年ぶりに生まれ故郷の京都へ帰ると、還俗《げんぞく》して曲直瀬を名乗り、三喜の教えの実践に努めることになる。しかし出典にこだわらず、処方集を運用する彼は道三流と注目され、やがて近世の実証的な医学を興す元となるのだ。

京の噂《うわさ》は時の将軍・足利義輝にも届いて召し出される。道三の博学と実力は権威におもねる必要もなかったが、幕府や将軍の知遇を得ることは栄達への近道であった。やがて細川勝元、三好修理《しゅり》、松永弾正《だんじょう》らの幕府重臣が道三の医術に信服して近づいてきたという。

道三らしいのは決して権力に媚《こ》びないことだった。診療するときも差別なく、自然体で接する態度は周辺から無礼との評もあったが、彼は一向に気にせず、用いる薬剤も特別なものはなかったと伝えられる。彼は誰にも平等に接したに過ぎないのだ。

道三とすれば、「医学は身分・性別・年齢を問わぬ。誰であっても平等に治療をせねばならぬ」という師・三喜の教えを守っただけという思いがある。信長、秀吉、元就、氏郷など時の名だたる大名家に重用され、宮中に出入りを許されても、道三の診療態度にいささかの変わりはなかったとか。

道三が古来の内外医書を閲覧し、医方を集成して八巻に及ぶ『啓迪集』を脱稿したのは天正二年（一五七四）の春である。六三歳を迎えていた。この著作は陰陽五行説など金・元医学の学説に日本の風土も考慮した医術を解説した労作で、その伝え方は理論的であり、後世派という学派を形成する元になっている。

と同時に道三は医学教育にも本腰を据え、「啓迪院」と称する医学塾を設けて多くの後継者を育成したのである。啓迪院で医学を学んだ子弟は数百人に及ぶといわれ、多くの俊英が各地に根を下ろした。姉の子・玄朔《げんさく》を養嗣子にして医術を仕込み、孫の玄鑑《げんかん》も道三の医説を継ぐ道へ進んでいる。

だが道三は、自らの学舎に籠もっていただけではない。三喜に習い、各地を巡遊しては李朱医方の効用を力説していた。彼が訪れた土地では新しい医術が試みられ、迷信がはびこる余地もなくなったという。そして東洋医学史研究会のホームページにはこんなエピソードが載っている。

道三が数人の弟子を連れて諸国を遍歴したときのこと、一行が海沿いの村で出会った少年に「死相」が表れているのに驚いた。さらに村の中心に足を踏み入れると、道三は異様な気を感じとる。村人たちにも死相が表れているのだ。

人の顔色の変化を見て診断することを望診といって、これは中国から渡来した医術である。道三はいよいよ不審に思い、その少年と村人たちの脈を診たが、いずれも精気が失われようとする死脈であったという。といって、病人のように床に伏せているわけではない。

道三は屋外に出て浜辺に打ち寄せる波を見つめ、一瞬ひらめくものがあった。道三は意を決すると大声で村中の者に山への避難を勧める。果たして不気味な海鳴りがしたかと思うまもなく、泡立つ大波が海岸に襲いかかってきた。

山上から一部始終を見ていた村人たちは道三に手を合わせ、安堵《あんど》の表情を浮かべている。その顔にはもう嘘《うそ》のように死相が消えていたとか――話の真偽はわからない。だが、いかにも道三にふさわしい伝説ではないか。

晩年の道三は、朝廷や幕府からも重用された。とくに徳川に政権が移ってからは、曲直瀬家を世襲の侍医典薬とする内規が定められ、江戸城至近の和田倉門前に邸宅が築かれている。まさに医界の大御所という存在になったわけだが、道三の日常は慎ましかった。

それは師・三喜の教訓を守り、貧しい人たちへの診療活動も怠らなかったからである。侍医の駕籠《かご》では目立つので、わざわざ町駕籠を呼んで往診したと伝えられる。暇があれば読書と執筆にいそしんだ。それも三喜を真似ての習慣であったのだろう。

文禄三年（一五九四）一月四日、八七歳の長寿を全うして道三は永眠した。熱い生涯を生き抜いた彼は、京都市上京区の十念寺に、ようやく安らかな眠りの場を得たのである。

（初出は『月刊漢方療法』二〇一五年一九巻五号「漢方医家伝」）

永田《ながた》徳本《とくほん》の薬は一服一六文

永田徳本
（1513−1630?）

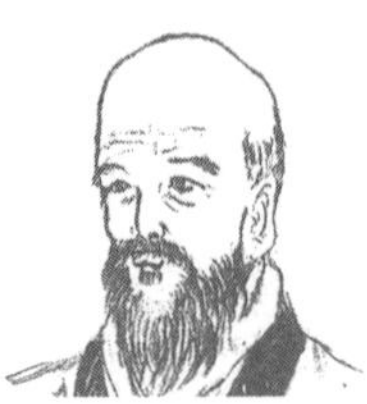

途方もなく奔放な生きざまを曝《さら》しながら、名医の評判が高かった不思議な男がいる。戦国時代の後期から江戸時代の前期を代表する医師の永田徳本だ。西の曲直瀬道三に対して東に徳本ありと並び称されたほどだが、有名な割には謎めいた放浪癖もあったとか。号を知足斎《ちそくさい》または乾堂と称している。

一説によれば、徳本は永正一〇年（一五一三）に三河で生まれたというが、甲斐とも信濃とも美濃とも異説があり、出生からして定かではない。出羽で修験道を積んだ後、田代三喜らに当時の明から伝えられた李朱の医方を学んだのが医学への目覚めであった。

その後、張仲景《ちょうちゅうけい》の学説に傾き、生涯を通じて『傷寒論』を忠実に実践した漢方医といわれる。信濃の諏訪に住み、戦国大名の武田信虎、信玄二代の侍医になった時期もあったが、武田家の滅亡後は東海や関東諸国をめぐって施薬を行っていた。人との交わりを好まず、その言動もかなり変わっていたらしい。

徳本は甲斐に茅庵《ぼうあん》と称する居を構えたが、じっとしてはいなかった。首から薬袋を提げて牛の背にまたがり、各地で薬草を採集してはそれを材料にしていろんな薬をつくる。その多くは薬材を刻んで組みあわせ、煎じて飲むタイプの煎剤であった。

そして薬が仕上がると大きな袋に入れ、牛にまたがって「甲斐の徳本、一服銭一六文」と叫んで売り歩く。貧しい人には無料で薬を与えた。どんな治療を行っても一六文（現代の価値に換算して約八〇〇円）の報酬しか受けなかったので、「一六文先生」と慕われたという。彼が訪れるのを待ち焦がれる病人は少なくなかった。

有名な話は徳川秀忠の病を治したことである。二代目の将軍を継いだ秀忠が原因不明の急病を患い、侍医たちがお手上げのとき、奥医師の曲直瀬元朔に乞われて徳本は秀忠の脈をとることになった。

しかし劇薬のような強い作用の薬を使うと主張する徳本と、その副作用を恐れる侍医たちが激しく対立する。徳本の治療方針は揺るがなかった。彼には病人の証から判断して確固たる自信があったのではないか。

秀忠の病態はどんな具合であったのか、その記録はない。だが、侍医たちが手を焼いた秀忠の病状は徳本の薬により数日で回復、徳本は大いに面目を施した。喜んだ秀忠が自ら侍医になることを勧め、法外な賞与も用意したのに、徳本は頑なに辞退している。

そして徳本らしいのは、一服銭一六文分だけの報酬を計算して受け取ると、来たときの牛にまたがって悠然と立ち去ったというのである。何の未練もないすがすがしい姿だったという。

当時は直に大名の脈をとるなど、とんでもなかった。名医といえども腕と腕を糸で結んで次の間から糸を伝わる脈を診たとか。徳本も最初は信用されず、家老が試しに猫に糸を縛って脈を診せ、犬猫なら獣医がよかろうと徳本に一喝された、という落語のような話もある。

徳本は糸で脈を診るような卑屈さには耐えられなかった。侍医と対立してまで嶮剤《けんざい》（作用の強い薬）を用いたのも、彼の診療方針が一貫していたからである。徳本にとっては、いかなる貴人も庶民の診療の仕方と変わりないのであろう。

徳本流の真髄をなすのは「自然良能説」ともいうべきものであった。植物性の一種の劇薬を使うのが彼の治療の特徴なのである。彼自身が生まれながらの病弱であったから、実験を繰り返して会得した秘方なのかもしれない。それは彼にとっての長寿の秘方でもあった。

徳本にはこんなエピソードもある。水戸の禅宗の僧侶も兼ねていた五〇歳のとき、激しい痢病（赤痢に似た激しい下痢）を患う。看病してくれた弟子たちも長引くにつれて足が遠くなる。やはり肉親でなければ頼りにならないと徳本は痛感した。本復するとすぐ還俗して妻を迎え、江戸へ出てさらに医学の道を励むことになる。

だが徳本は妻の不倫を知り、家と共に妻を相手に与えて江戸を去った。この話はまだ続く。江戸に出てくる機会があると徳本は平気で元の妻の家に泊まり、食膳に五〇文を置いて立ち去るのを常としたとか。この野放図さは、並の神経の持ち主ではなかったらしい。

往診しても徳本は富貴におもねらず、貧賤《ひんせん》をいやしめず、一六文だけ戴《いただ》くと自ら薬籠を背負い、牛にまたがって立ち退く姿勢を貫き通した。一〇三歳のとき甲斐で葡萄《ぶどう》の栽培にかかわり、棚掛け法を考案したという伝説もある。徳本は寛永七年（一六三〇）に没したことになっているが、実際は享年一〇八とも一一〇ともさまざまに伝えられる。

名利を離れ、世事にあくせくせず、飄々《ひょうひょう》と気の向くままに生きた徳本。行雲流水の人となり、草庵に沈思静想の明け暮れとあれば、これこそ長寿の妙薬秘方であったのかもしれない。晩年の徳本は信州の岡谷に居住し、同地の長池東掘の尼堂墓地には墓碑も存在する。

その墓碑はなぜかイボ取りに卓効があると信じられており、墓石を削って穴に投げ込むのが呪《まじな》いだとか。参詣の人に小石で叩《たた》かれて墓石はぼこぼこになっていた。イボがいつのまにか万病への期待に膨らみ、名医を慕う風俗へと変貌したのであろう。

徳本の著書には『梅花無尽蔵』や『徳本翁十九方』などがある。『徳本遺方』や『薬物論』は彼の医方を伝えるものとして貴重な古典だ。『徳本流鍼灸《しんきゅう》法』や『針穴秘伝』などは後人の編著ではないかという説もあり、その真偽は定かではない。

一世紀余にわたる徳本の門には多くの弟子も通ったが、徳本流を受け継いだのは馬場徳寛と今井徳山の二人と伝えられる。とにかく徳本は、その出生と同じように謎の多い人物であった。それだけ何かと誇大に伝えられる傾向もあるのではないだろうか。

ちなみに、貼り薬の「トクホン」は名医にあやかって商品名としたもので何の因縁もない。とかく薬は権威づけがセールスポイントらしいが、徳本は権威や権力が大嫌いだった。とすれば、何とも皮肉な関係というほかない。


（初出は『月刊漢方療法』二〇一五年一九巻六号「漢方医家伝」）

古稀から若返った貝原益軒《かいばらえきけん》

古稀を過ぎてから膨大な著作を残した男がいる。貝原益軒だ。それもほとんど独学で儒学から医学まで修得したのである。彼は生来の虚弱体質であったといわれ、それがかえって健康管理の大切さを自覚させたのかもしれない。益軒の生きざまは現代に生きるわたしたちへの鮮烈なメッセージと云えるだろう。

益軒は寛永七年（一六三〇）福岡藩に仕える下級武士の五男として出生した。通称を助三郎、号を損軒《そんけん》と称している。益軒と改めたのは七八歳以降のこと。父の寛斎《かんさい》は真面目な祐筆《ゆうひつ》（貴人のそばに仕える書記）で人から疎外されるような性格ではなかったが、混乱する藩内の事情を反映して職を解かれたり、復帰しても辺地を転々としたり、失職して秘かに医業を営むなど、めまぐるしく翻弄された。益軒が六歳のときには母も失っている。

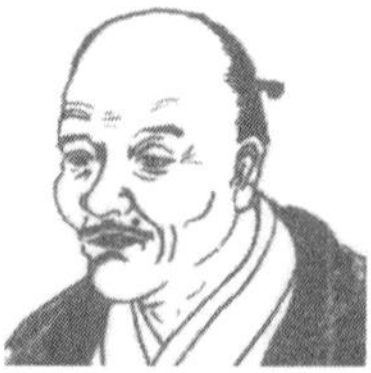

貝原益軒
（1630–1714）

生活は苦しかったが、彼の知能は秀でていた。一四歳の頃には儒教の経典である四書（大学・中庸・論語・孟子）を読みこなし、『塵劫記《じんこうき》』という数学の書もすべて解いてみせたという。益軒に読み書きを教えてくれたのは八歳年上の兄・存斎《そんさい》であった。存斎は医学を志して京都に学んだが、儒教に魅《み》せられて転身、帰省して益軒に少なからず影響を与えた人物といわれる。

やがて益軒は、当時の新しい学問である朱子学へ踏み出すと共に、父からは医薬の知識を学んでその能力に磨きをかける。問題は病弱であることだった。風邪はひきやすいし、下痢はする。いつも目をしょぼつかせている、といった具合で、慢性的な痰に苦しみ、歯も弱いし痔《じ》も抱える始末であった。瘧《おこり》(主にマラリアの一種、三日熱をさす)にまでとりつかれたことがあるとか。

益軒は自らの病弱を克服するため、積極的に医学を志すようになった。慶安元年(一六四八)一八歳で藩主・忠之の近侍となり、四人扶持を与えられて京都への留学も認められる。だが一年後に些細なことから忠之の怒りに触れて蟄居《ちっきょ》を命じられ、免職となってしまうのだ。お家騒動を起こしたほどだから、よほど短慮な藩主であったらしい。

浪人となった益軒は自費で長崎へ行き、外来の学問に触れた。医学の修業が目的であったが、それだけに留まらず『近思録』なども入手、幅広い知識の吸収に努めている。益軒が江戸の黒田藩邸にいた父の寛斎を世話するため長崎を発《た》ったのは明暦元年(一六五五)、二五歳のときだった。長引く浪人生活に疲弊した彼は、江戸に入る前に川崎の宿で頭を剃《そ》り、名を柔斎と改めて医者になる決心をしたと伝えられる。

益軒が父と共に江戸を去って福岡に帰ったのは明暦二年(一六五六)であった。折しも忠之を継いで藩主となった光之は文治主義を推進していたので益軒を再び仕官させ、六人扶持を与えている。以来、七年間の浪人生活を除いて彼は、忠之、光之、綱政と三人の藩主のもとで四八年間も仕えたのだった。

新しい藩主に支えられた益軒は意欲的な再出発をみせている。翌年には京都遊学を命じられて彼の向上心は大いに刺激された。さっそく儒者の山崎闇斎《あんさい》、木下順庵《じゅんあん》らの門を叩く一方、彼の交友範囲は『農業全書』の宮崎安貞《やすさだ》や『庶物類纂《るいさん》』の稲生若水《いのうじゃくすい》らにも及んでいる。益軒が本草学にも興味を持つようになったのは、これらの人たちの影響が強い。

実用的な学問への関心が強い益軒は、旅するたびに各地での見聞を広め、自らも菜園で栽培もしていた。京都に滞在中の彼は徹夜することも稀《まれ》ではなかったらしい。『孝経《こうきょう》』『論語集注』などを講義するかたわら、寛文三年（一六六三）には日本で最初といわれる『近思録』を解説する講義をし、儒学者としての世評を高めた。

このような益軒に対して光之は加禄《かろく》し、三四歳で知行は一五〇石となっている。藩士や子弟のために講義し、藩の文書を作成したり藩の諮問に応じて意見を具申するほかは、益軒の任務は自由であったから、存分に学問を深めることができた。三五歳のとき初の著作『易学提要』と『読書順序』を出版、朱子学への傾斜を鮮明にしている。彼が五〇歳を過ぎて朱子学への疑問が兆すまで、それは一貫していた。

といって、益軒は物堅いばかりでもなかったらしい。寛文七年（一六六七）の日記には「このごろ淋《りん》を病む」という一節があり、人知れず悩んでいたようだ。島原の遊女・小紫と情を重ねた結果と伝えられる。その頃彼は疝気《せんき》（腰や下腹の内臓が痛む病気）や痰火《たんび》（気管支炎）も病んでいたというから、さぞ辛かったことであろう。

しかし益軒らしいのは、その翌年に三八歳にして一七歳の初を妻として迎えていることだ。寛文九年（一六六九）には福岡城郭に近い荒津東浜に居宅を与えられ、ここを終生の居と定めている。父娘のように年齢の離れた夫婦ではあったが仲睦まじく、しょっちゅう同伴の旅も楽しんでいた。初は隣藩の秋月藩士の娘で和歌に優れ、笙《しょう》や胡弓《こきゅう》を奏でるのが巧みだったとか。ただ華奢《きゃしゃ》な体質で、結婚後も幾度か大病を患っている。

益軒夫婦の悩みは子宝に恵まれないことであった。貝原家のために初は、夫に勧めて三年の間に三人の女性を添わせたが、やはり後継者は生まれず、後年に次兄の子を養子としている。益軒は五〇歳を過ぎてから次第に健康を取り戻し、『黒田家譜』の編纂《へんさん》や『古今詩選』（延宝六年）、『本草綱目目録和名』（延宝八年）などを公にした。そして益軒は「学を講じて余歳を楽しみ、欲を節して残躯を養う」と隠居を申し出たが、ようやく許されたのは七〇歳を超えてからである。

隠居後の益軒は生き返ったように執筆活動を展開した。それは驚異的な老人パワーと人を驚かせている。七三歳で『五倫訓』と『君子訓』を、七四歳では『菜譜』を出版した。六五歳のとき『花譜』を出し、草木の形態から薬用までを述べているが、『菜譜』はその食用編と云えよう。日本の本草綱目と賞賛される『大和本草』を世に出したのは七九歳のとき、それはわが国初の本草学事典ともいうべきものであった。

八〇歳では『楽訓』や『和俗童子訓《わぞくどうじくん》』を相次いで刊行している。前者は人生を楽しむ術を説き、後者は子弟の教育論であった。江戸時代にベストセラーになった『女大学』は『和俗童子訓』から引用脚色したもので、益軒の著ではないが、戦後に益軒が女性を差別した元祖だと目されたのは、この『女大学』のせいである。

最も有名な『養生訓』は正徳二年（一七一二）の作で、益軒が八三歳のときであった。それは当時の先進的な家庭医学書であり、益軒の人生観を吐露した書でもある。個々の内容を科学的に論ずるよりも、『養生訓』に流れる思想を斟酌《しんしゃく》することが大切であろう。益軒が自ら養生訓を実践したからこそ、病弱な体質を支えて晩年の驚異的な著作を可能にしたのではないだろうか。

正徳四年（一七一四）八月二七日、益軒は静かに死を迎えた。享年八四。その前年に先立った愛妻を追うような姿だったという。彼らしいのは自ら棺《ひつぎ》の注文を済ませ、従容として死の旅路に発ったことである。〈越し方は一夜ばかりの心地して八十路あまりの夢を見しかな〉が辞世の歌であった。埋葬の日、友人の僧侶は棺に歩み寄って拝礼し、黙したまま去って行ったとか。益軒は妻の眠る福岡市今川の金龍寺に葬られている。

（初出は『東京都医師会雑誌』二〇一六年七月号「熱血医人」）

虚名を嫌い清貧の後藤艮山《ごとうこんざん》

医学史に古方派の先駆者として名を残す後藤艮山は、実は現代人に近い合理主義者だった。その主張に耳を傾けると、今日の予防医学的な発想まで織り込んでいて、斬新さを感じさせる。しかも人格は高潔。ひたすら医療にだけ励んだ男である。

貧しい境遇から起ちあがり、名を成しても彼は虚名を嫌った。庶民と共に生きる喜びの中で、温浴や灸の効用も広めている。彼の説く医論はすばらしく、誰もが共感できるだろう。艮山も熱く生きた医師の一人である。

後藤艮山
（1658–1733）

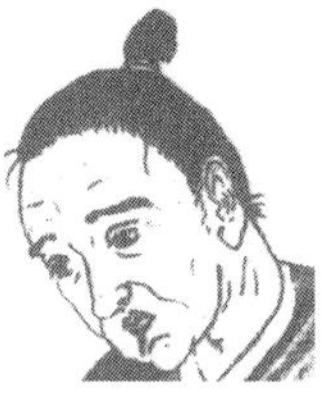

艮山は万治元年（一六五八）、江戸の常盤橋あたりで生まれた。名は達、字は有成《ゆうせい》、通称を左一郎といい、養庵と号した。幼い頃から読書を好み、昌平黌《しょうへいこう》（昌平坂学問所）に通いながら牧村卜寿《ぼくじゅ》に医術を学んだ。それも家が貧しかったため雑事を手伝って生活費まで稼いだという。

さらに大火に見舞われ、父・光長と共に祖先の地・京都へ移る。ここでも困窮は続き、艮山は火葬人夫までして働いたとか。貞享三年（一六八六）、艮山は逆境の中でも医師になることを諦めず、名古屋玄医の門を叩いた。

しかし艮山が差し出した入門料が少なかったため玄医に断られる。憤懣《ふんまん》やるかたない思いで引き下がったものの、このときの屈辱がかえって艮山を奮起させた。「玄医を見返してやる」とばかり必死に医書に齧《かじ》りつく。働きながらの独学が続いた。それは鬼気迫る有様だったという。

貧困の中で学び続けた艮山は、窮民のために医学を役立てようと決意する。この時代の医者は身分の高い僧侶にあやかり、剃髪《ていはつ》して黒い法衣《ほうえ》を着ていた。法眼・法印などは僧侶の位だが、これを名誉とする医者が多かったことの証であろう。

艮山はこの風潮を卑しみ、頭髪は伸ばしたままで束髪とし、診療活動には作務衣《さむえ》のような働きやすい着衣を用いた。やがてこの姿は、彼の医論に同調する医家の間に広まり、後藤流と呼ばれて明治の初めまで町医者のスタイルになったのである。

艮山が最初に取り組んだのは、玄医が主唱していた張仲景の『傷寒論』や『金匱要略《きんき》』の研究であった。その当時はまだ室町時代に芽生えた曲直瀬道三の医学が主流であったが、「補」より「実証」を重んじ、「空論をやめて古典に帰ろう」とする動きが始まった頃である。

この一派はやがて「古方派」と呼ばれ、道三の「後世派」と対立することになるのだが、さしずめ艮山は古方派の先駆者の一人と云ってもよい。艮山の得た結論とは、「すべての病気は気の流れが滞ることから起こる」という「一気留滞説」であった。

そして彼は薬よりも食べ物を重視し、気の流れを改善するために温泉療法や灸療法を勧めたのである。艮山の説を門人がまとめた『師説筆記』には、「一回の肉食は一〇回の野菜や三服の薬よりも益がある」とまで極論している。

この主張は艮山よりも四〇年後に活躍した吉益東洞《よしますとうどう》の、「穀肉果菜こそ精を養うもの」という説に通じるだろう。艮山は「薬は毒物にして邪気に破れしときの備えなり」とも説いている。

温泉や灸を勧めたのは、熱刺激による気の滞りをよくする効果だ。温泉は血行をよくして内分泌系などに有効であること、そして灸は消炎ホルモンや鎮痛作用を持つモルフィン様物質を分泌するメカニズムが明らかにされているのだから、艮山の説は正しいと云えるだろう。

さらに脳卒中などで体が不自由になっても運動することを勧めているが、これは今日のリハビリテーションの思想と同じであろう。このように身近な養生を説いた点に、艮山医学の大きな特徴があるのだ。

灸治は元来、医師が鍼法と共に学んで治療に用いた最も初期的な医療である。中国から伝えられ、平安時代の貴族の間に広まり、戦国時代には武士階級にも普及したが、江戸の中期から後期にかけては庶民層にまで及んだ。

〈灸のあと撫でて冥土の物語〉とか〈襟足をのぞけば灸が一つあり〉などは江戸っ子が詠んだ川柳。二日灸の医療風俗まで見られるようになったのも、艮山が積極的に灸を勧めた影響ではないだろうか。

このように艮山は一般的な施術のほかに、独自の灸点も施したり温泉療法を勧めたりして治療に当たっていた。また薬方には好んで熊の胆を用いたので、「湯熊灸庵《ゆくまきゅうあん》」と呼ばれたとも伝えられる。

彼の基本的な考え方は、病気になってから治療するのは第二の手段である、という点にあった。つまり未病を治すのが艮山流なのである。それは現代の予防医学に通じるもので、彼の合理性を示すものであろう。

病気を治すために、艮山は陰陽五行説も否定はしなかった。そういう意味では生粋の古方派というより、むしろ折衷派に近いのかもしれない。病因の詮索よりも、症候と薬剤を対照させて考えたのだ。それは現代漢方に通じる随証療法とみても不自然ではないだろう。このとき艮山は、入門を断った玄医をすでに超えていたのである。それでも彼に驕《おご》りはなく、地味な一人の臨床医であった。

艮山は直言実行を重んじ、虚名を嫌った。幕府から高禄で招請があったのも断り、貧しい人たちにも隔てなく診療している。仕官を思わず、名利も求めない艮山は、いつも貧しかった。しかし、そんな彼を慕って師と仰ぐ若者が、いつも周辺を囲み、養成した門人はざっと二〇〇人を数えている。

享保一八年（一七三三）、艮山は七四歳で充実した人生を閉じた。彼の残した著作は意外に少なく、『熊胆蕃椒灸《ゆうたんばんしょうきゅう》説』『病因論』『艾《がい》灸通説』の書物も門人らの筆録によるものと伝えられる。

実証と実践の人らしく、艮山の門からは、香川修庵《しゅうあん》、山脇東洋、市瀬穆《あつし》、山村重尚《しげなお》、赤沢貞幹《ていかん》ら、多くの英才を輩出、その時代を担う医学に尽力した。艮山は京都市北大路の上品台寺にある墓に眠っている。

（初出は『月刊漢方療法』二〇一六年二〇巻五号「漢方医家伝」）

長崎帰りの赤ひげ小川笙船《おがわしょうせん》

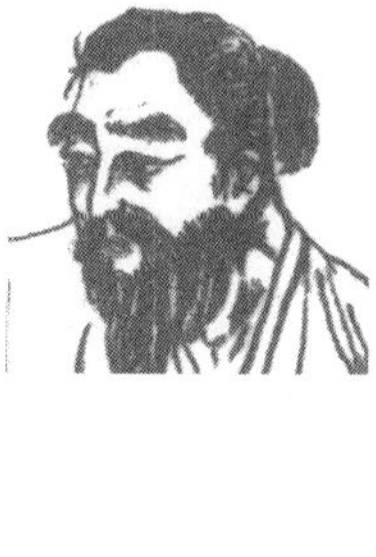
小川笙船
（1672–1760）

江戸の川柳に〈藪《やぶ》医者は断りいうて御薬園《おやくえん》〉とある。御薬園とは幕府直轄の薬草栽培園であり、その中に併設された小石川養生所も指す。この施設は薬礼を払えない人や身寄りのない人を無料で優先的に診療してくれる。だから江戸の貧しい庶民にとっては拠《よ》り所となっていた。

わが国初の画期的な施療所が生まれるきっかけとなったのは、長崎帰りの町医者・小川笙船が目安箱に投じた一通の上申書である。享保七年（一七二二）のこと、笙船は小石川伝通院前の小さな診療所を営みながら、病気をしても診療を受けられない階層があまりに多いことに心を痛めていた。

その思いをしたため、貧困と病魔の悪循環を断つには、どうしても行政の力が必要であると、目安箱に訴えたのである。笙船の熱意が時の将軍・徳川吉宗を動かした。吉宗は腹心の町奉行・大岡忠相《ただすけ》に命じて養生所の実現を急がせ、開設まで一年もかからなかったという。

忠相から呼び出しを受けて構想を聞かれた笙船は、①身寄りのない病人を保護するため江戸市内に施薬院を設置すること、②幕府の医師が交替で養生所での治療に当たること、③看護人は身寄りのない老人を収容して務めさせること、④維持費は江戸町名主を廃止してその費用で賄うこと、の四点を提案した。

　これに対して忠相は、町名主の廃止には反対したが、ほかの事項は了解したとか。養生所は忠相の裁きで迅速に準備が進められ、同年末には発足の運びとなったのである。

　笙船は寛文一二年（一六七二）、江戸の小石川に生まれた。名を広正、号を雲語《うんご》といい、笙船は通称である。詳しい資料は見当たらないが、幼少の頃から利発で腕白ではあったが正義感が強かったらしい。

　長崎で蘭学を学び、オランダ式の医学の腕は確かであった。しかし診療活動のほかに関心はないのか、薬礼にこだわらなかったため患者が多いほど実入りは少なく、生涯清貧に甘んじていたと伝えられる。

「病人を治してこそ医者である」が笙船の口癖であった。長屋の住人からは薬礼をとらず、金持ちからは大枚の治療費を徴収するのが彼流の診療所経営であったとのこと。

　そして栄達や贅沢《ぜいたく》などよりも日頃の診療活動に喜びを感じた男。そんな笙船のことを特徴的な髭面《ひげづら》にちなんでか、江戸の庶民は親しみをこめて「赤ひげ」と呼んだ。

　養生所には笙船を中心にして本道（内科）、外科、眼科の医師九人と与力二人が配置されている。だが運営予算は少なく、当初は入院収容数も四〇人に制限されていた。

　しかも利用するのに家主や店請人《たなうけにん》から奉行所に願い出るなど、煩雑な手続きを必要としたので、庶民は面倒がって利用しづらく、笙船は何度も奉行所に簡素化を訴えている。

笙船の尽力で受診しやすくなった。すると外来の患者はいつも廊下まで溢《あふ》れる始末。しかし予算は増えない。患者が増えるほど赤字が膨らんだ。笙船は仕方なく医師を五人に減らし、入所期間を短縮するなど、養生所の維持に辛酸をなめている。

養生所の医師は長崎帰りの俊英が揃《そろ》っていた。笙船はその腕を乞う金持ちからは法外な薬礼をとって養生所に注ぎ込むという手段まで講じている。笙船は幕府医官への抜擢《ばってき》も頑なに断り、享保一一年（一七二六）、息子の隆好《たかよし》に肝煎職《きもいりしょく》（養成所の責任者）を譲るまで養生所ひとすじに生きた。

隠居した笙船は金沢に移り住んだが、体調を崩して江戸に戻り、宝暦一〇年（一七六〇）六月一四日、八九歳の天寿を全うしたと伝えられる。彼は小石川の光岳寺に葬られ、後に雑司ケ谷霊園に改葬された。貧しい人たちの治療に一生を捧げた熱い生涯と云えるだろう。

笙船を思うとき、当時の医者という存在に触れざるを得ない。江戸期の医者は玉石混交だった。医者になるのに資格試験があったわけでもないから、その気になれば誰でもなれる。なかには口先だけ達者な「太鼓医者」もいた。

『醒睡笑《せいすいしょう》』によると「脈とれば浮中沈をも七表八裏九道をも知らぬほどの医者あり」と嘆いている。腕の良し悪しだけでなく、暮らし向きも千差万別、贅を極めた四枚肩（四人で担いだ贅沢な駕籠）の駕籠で突っ走る医者もあれば、畑仕事に暮れる医者もいた。

だが高名な医者が必ずしも名医とは限らないことを、笙船の生涯が物語っている。そしてどうにもならない藪医者は患者の方から見限って、自然に淘汰《とうた》されたものらしい。

小石川養生所といえば、山本周五郎の『赤ひげ診療譚《たん》』（文藝春秋新社）は、あまりにも有名だ。ここに描かれる医長の新出去定《にいできよじよう》のイメージが、どうしても小川笙船と重なってしまう。それは四〇代の精悍《せいかん》さと六〇代の落ち着きが自然に一体化している人物である。しかも最新の医術を身につけ、何者にも屈しない豪快な外科医の像が、笙船と重複して映し出されるのである。

周五郎の小説に出てくる養生所は、活気に溢れる初期の頃が舞台であろう。長崎帰りの若い医者は貧しい施設の医員見習いに失望するが、やがて「赤ひげ」に惹《ひ》かれていく過程を描いている。幕府の奥医師に出世することを夢見るエリート医師が、貧困や病苦の面に表れる人間の赤裸々な姿を見て、医療とは何かを考えさせられるのだ。養生所を興した笙船は、きっと去定のような医者であったに違いない。

「赤ひげ」は映画にもなった。黒澤明のメガホンで三船敏郎が去定の役を演じ、前半はほぼ原作どおりに進むが、後半はドフトエフスキーの『虐げられた人々』を採り入れて構築している。

この映画を観た周五郎は「原作よりもいい」と感嘆したという。海外でもヒューマニズム映画の傑作と評価され、サン・ジョルジョ賞などを受賞した。そして「赤ひげ」は、万民を救う名医の代名詞となったのである。

（初出は『月刊漢方療法』二〇一六年二〇巻七号「漢方医家伝」）

妊産婦を救済した賀川玄悦《かがわげんえつ》

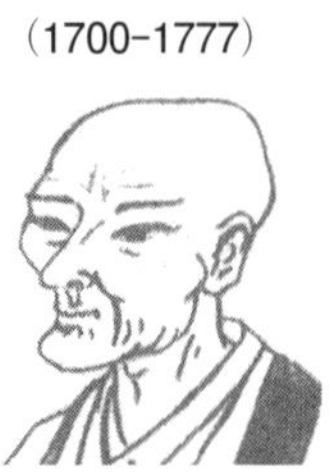

賀川玄悦
（1700–1777）

昔の日本では性に関することが不浄と見なされていた。だから妊婦は薄暗い小屋とか納戸に閉じ込められてお産をする。それを亭主が明るい座敷で身内と酒を交わしながら待つという風習が、なんの抵抗もなく通用していたのだ。お産に立ち会い、夫婦の命を一つにしたわが子の誕生を見守るような例は、最近になってようやく増える傾向にあるらしい。

お産は女の大役というが、それはまた大厄でもある。医療が未発達な江戸期には、お産のとき子宮弛緩《しかん》出血などで死ぬことも稀ではなかった。だから出産を介助する人が必要なわけだが、その役割を担ったのは少数の取上げ婆《ばば》という人で、産婦人科の領域はかなり遅れていたようである。

賀川玄悦が『産論』を公にしてから初めて産婦人科の道が開けたというのが定説だ。それまでは取上げ婆が手に負えない難産の場合は、金創医と呼ばれる外科医が産科領域を兼ねて診た程度のお粗末さであったらしい。

ところで、玄悦は元禄一三年（一七〇〇）、近江国彦根藩の家臣・三浦長富の妾腹《しょうふく》に生まれた。名を光森《こうしん》、字を子玄という。入籍して庶子となったが、藩則により襲禄《しゅうろく》の資格がないので母方の姓を名乗った。

しかし七歳のとき両親が相次いで死亡して孤児となる。賀川家に引き取られて農業を手伝っていた頃、近在の盲人と往来する間に鍼術《しんじゅつ》のコツを知るようになり、医術に興味を覚えた。

二〇歳のとき本格的な医術を学ぼうと京都へ出たが、彼が身につけていたのは鍼《はり》一本だけだったという。たちまち生活に困り、未知の都大路を流し歩いてようやく飢えを凌《しの》いでいた。

そんなある夜、隣家の娘が産気づいて乞われるままに駆けつけてみると、難産のため母体も危うい事態に遭遇する。玄悦は産婦の命を救うことを優先し、鍼と道具を用いて人工的に分娩《ぶんべん》させることに成功した。それはとっさに浮かんだ機転で、まぐれ当たりとも云えるだろう。

按摩《あんま》、鍼灸の術を行う一方で、古医方の書物も読み漁っていた玄悦が産科医となることを決意したのは、この偶然ともいえる出来事があったからである。助産の術で名が知れると、玄悦の生活も安定し、勢い研究にも熱がこもるようになっていた。

ほとんど独学で臨床を積み重ねた彼は、古い医学的習慣にとらわれず、実践的な産科を切り拓いたのである。鉄製の産科鉗子《かんし》を考案したりして手術の幅を広げ、やがて『産前七十五難産後百二十五難』という長い題名の著書となって実を結ぶ。これは後に『産論』と改題された名著である。

最初の本を出したとき、産科を手がけた老医たちも題名を解しかねて嘲笑した。しかし玄悦がこの書で述べたことは、決して荒唐無稽な論ではない。最も注目したいのは正常胎位の発見であろう。

それまで洋の東西を問わず、胎児は子宮内で頭を上に臀部《でんぶ》を下に位置しており、陣痛が始まると一回転して頭が下になると考えられていた。それは誤りで、妊娠中期から頭が下になるのが正常であると唱えたのは、日本では玄悦が、外国ではイギリスの産科医ウィリアム・スメリーが初めてである。しかも二人は何の関連もなく、寛延三年（一七五〇）前後に発見したのだ。

さらに玄悦は、妊娠継続は初妊婦で三〇〇日、経産婦で二七五日とし、それまで論じられることもなかった悪阻《つわり》が、四五日から五〇日も続いて吐気口渇や酸っぱい果物を欲しがる症状があることなども詳細に記している。

当時の産科はほとんど未開発だったので、玄悦の正常胎位説を杉田玄白も疑ったという。あとでスメリーの『解剖図鑑』を見てようやく納得、「自分が見ていないことで他人を疑ってはならない」と、自戒を込めて『解体新書』に書いている。

玄悦の実証精神は数々の新発見につながり、回生術（胎児を引っ張り出して産婦を救う方法）をはじめ一一種の治療術を開拓した。そして注目したいのは、旧来のお産にまつわる悪習を戒めている点である。

たとえば日本独特といわれる腹帯は、きつく腹を締めるから妊婦にも胎児にも有害であることや、慣用されてきた産椅も廃すべきと説いている。玄悦はお産だけでなく、乱れた性風俗にも言及し、堕胎の母体に与える害を説いて厳しく戒めた。

当時の隠語で堕胎のことを「水にする」と云ったが、これは胎児を流す意味である。堕胎された胎児を「水子」といい、水子は「見ず子」に通じた。寛文八年（一六六八）の『中条流産科全書』によると、彼らが使う堕胎薬のことを「古血下し」とも「腐り薬」とも呼んでいる。

それは水銀を含む鶏卵大の丸薬を産門に押し入れ、胎児を腐らせて引き出す方法であった。母体の損傷も著しく、悶《もだ》え死ぬ妊婦もいたに違いない。胡散《うさん》臭い薬も売っていた。「朔日丸《ついたちがん》」といって、月の初めにこれを服用すると、その月は妊娠しないと宣伝されていたもの。〈日を呑《の》んで月を流すは恋の闇〉という古川柳にもあるように、盛り場では売れ筋の薬だったとか。

もちろん効果のあるはずもなく、泣かされた女は多いはずだ。貧しい農村などでは妊婦の腹を圧迫したり、生まれてから間引きをされる痛ましい例も記録されている。香月牛山の『小児必用養育草《そだてぐさ》』を見ても、未熟児や障害児を殺すのは、なかば黙認されていたようだ。

問題はそれだけでもない。産婦の医療費は高額で、貧しい庶民を当惑させた事情もある。取上げ婆を呼んで出産できる妊婦はまだ恵まれていた。だから産後の処置が悪くて長患いに苦しんだり、命を落とすことも珍しくはなかったのだろう。そのへんの事情に詳しい玄悦は、貧しい人たちの診療にも応じ、堕胎などを諫《いさ》めたと、門人の片倉鶴陵《かくりょう》は述懐している。

玄悦は「お産」というものを厳粛に論じ、日本の産科医療の土台を築いた。その功績は計り知れない。玄悦は明和三年（一七六六）、阿波藩に招かれて一〇〇石の禄《ろく》を受けたが、老齢を理由に間もなく引退した。玄悦の養子・玄迪《げんゆう》が藩医を継ぎ、後に『産論翼』（全二巻）を著して明治まで日本の産科をリードしている。

玄悦は安永六年（一七七七）、七七歳の生涯を閉じた。『産論』のほかにも『子玄子産論』『産科図譜』などの著作を残している。母子を救出するための双全術（手で胎児を脚位に回転させてから牽引《けんいん》する無鉤《むこう》回生術）をめざす賀川流産科を継承した者は、幕末まで二〇〇人を超したという。彼は貧しくて医学塾にも入ることができず、すべて目で確認し、手指で試みた結果しか記録しようとはしなかった。漢文が苦手であったせいかもしれない。

不朽の名著といわれる『産論』も、実は儒者の皆川淇園《きえん》が補筆したものと伝えられる。しかし玄悦が著書の中で何よりも訴えたかったのは、産科医療を体験して生命の尊厳を知ったことではなかったか。玄悦の墓は京都市松尾町の玉樹寺にあり、水原秋桜子《しゅうおうし》は句碑に〈産論の月光雲をはらひけり〉と刻んでいる。

（初出は『月刊漢方療法』二〇一七年二〇巻一一号「漢方医家伝」）

名より実を取った前野《まえの》良沢《りょうたく》

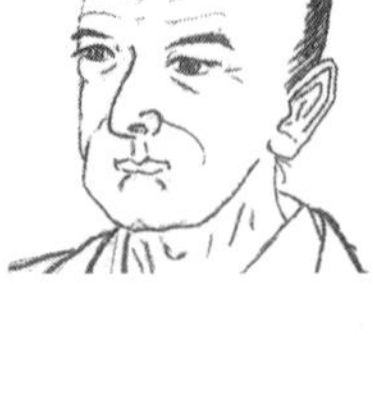

前野良沢
（1723‑1803）

日本の医学の発展に大きなインパクトを与えた『解体新書』の訳者は、杉田玄白とされている。しかしその序文では、通詞兼医師でもある吉雄幸左衛門《よしおこうざえもん》（耕牛）が前野良沢と杉田玄白の偉業と賞賛しているではないか。賛辞がありながら本文の訳者名に良沢の名がないのはなぜだろう。

その不可解さを探ってみると、良沢と玄白の対照的な生きざまが浮かび上がってくる。野心的で実業家肌の玄白と、いかにも一徹な良沢の二人の関係は、江戸の医学を語るとき見逃してはならないテーマであろう。

良沢は享保八年（一七二三）、筑前藩の江戸詰藩士・谷口新介の子として江戸牛込に生まれた。名を熹《よみす》、字を子悦、号を楽山《らくざん》という。幼くして父と死別し、母も彼を捨てたため孤児となり、母方の伯父で淀藩の医師・宮田全沢《ぜんたく》に引き取られて育っている。

伯父の全沢は『医学知津』という書を著すほど博学ではあったが、奇人で気性が激しく、良沢はその訓育の感化を受けたとも伝えられる。やがて彼は全沢の妻の実家で中津藩の医師・前野東元の養子となり、吉益東洞の門に入って古医方を学んだ。

しかし良沢が憧れたのは蘭学である。そのためにはオランダ語から研鑽《けんさん》しなければならない。当時はまだオランダ医学も幼稚なものであったが、手術技法などは漢方主流のわが国の水準をはるかに超えていた。

明和三年（一七六六）のこと、オランダ商館長の一行が江戸は本石町の長崎屋に逗留《とうりゅう》していると聞いた良沢は、オランダ語を習いたい一心で大通詞の西善三郎に会うが、良沢の願いは実現しなかった。それでも良沢は決意を固めて青木昆陽《こんよう》の門を叩き、明和七年（一七七〇）には藩主の参勤交代で中津に下向した際、長崎へ留学することに。そして翌年、良沢は杉田玄白とその友人の中川淳庵《じゅんあん》の三人で、運命的な腑分け《ふわ》（解剖）を見学する機会に恵まれたのである。

その日、良沢は懐中に小さな洋書をしのばせて千住小塚原に急いだ。懐中の書は長崎で入手したドイツ人クルムスによるオランダ語訳の『ターヘル・アナトミア』という解剖書。まもなく解剖書の内容を確認できると思うと、良沢の胸は激しく高鳴った。

明和八年（一七七一）三月四日、かすかに春の緑が萌《も》え出ているが、小塚原刑場は荒涼としていた。三人が指定された小舎の前に行くと、処刑された遺体が蓆《むしろ》に覆われて横たわっている。

死体は五〇歳ほどの婦人で、腑分けをするのは雑役の老人だった。老人が刀を手にして蓆を開くと、首のない遺体は肩から腹のあたりまで血にまみれ、白髪の頭部がそばに転がっているという凄惨さ。

やがて老人が刃先を胸に突き立てると素早く胸を開き、腹部を露出させた。「これが肺、これが心臓」と、老人は得意げに話す。良沢らは吸い込まれるように目を凝らした。

腑分けは刑場の雑役夫に限られ、まだ医師によることは許されない。それを残念に思いながらも良沢らは、所持した書物の内容と遺体の臓器が全く同じであることに大きな感動を覚えていた。

中国伝来の五臓六腑《ごぞうろっぷ》説に誤りがある点は、すでに一七年前の宝暦四年（一七五四）、山脇東洋が本邦初の腑分けを実現し、『蔵志』にまとめて明らかにしているが、まさにそのことを証明できたのである。感動は玄白にも淳庵にも伝わっていた。

帰りの道すがら玄白が、オランダ語の解剖書を翻訳しようと提案すると、良沢に異論があろうはずもなく、こうして『ターヘル・アナトミア』の歴史的な翻訳が始まったのである。

時に良沢は四九歳、玄白三九歳、淳庵三二歳であった。オランダ語に関しては玄白も順庵もほとんど理解できず、予備知識のある良沢がリーダーの役割を果たすことになる。

作業が進むにつれて幕府の奥医師・桂川甫周《かつらがわほしゅう》や藩医の石川玄常《げんじょう》、桐山正哲《きりやませいてつ》らも加わり、ほかにも続々と参加したが、多くは根負けして脱落したという。そして刊行を急ぐ玄白と、丹念な翻訳を目指す良沢との間に、微妙なわだかまりがみられるようになった。

玄白が良沢の反対を押し切って『解体約図』を刊行したのは『ターヘル・アナトミア』の翻訳を共同で始めてから一年一〇か月後である。それは『ターヘル・アナトミア』の解剖図に簡単な解説をつけただけのもので、完訳を主張する良沢は同調せず、著者には玄白と淳庵の名しかない。玄白のそうした行為に良沢は、学者らしからぬ俗物臭を感じとったことであろう。

安永三年（一七七四）八月、『ターヘル・アナトミア』は三年四か月を費やして翻訳書『解体新書」としてデビューした。本文四冊、序と図を併せて五冊の木版で、返り点、送り仮名のついた漢文で綴《つづ》られている。

しかし各巻の冒頭に事業に参加した者として杉田玄白、中川淳庵、石川玄常、桂川甫周の四名の名があるだけで、翻訳の指導者ともいうべき前野良沢の名がない。序文には良沢と玄白への賛辞があるのにだ。

それは不可解なことであった。医学界の周辺でもその謎めいたことが話題となり、詮索する動きもあったという。真相はどうやら刊行を急ぐ玄白に、まだ不完全な訳書であると主張した良沢が、自ら身を引き、『解体新書』の訳者は杉田玄白だけとなったらしい。学者肌の良沢と実業家はだしの玄白の性格が、よく表れているではないか。

自分の名を公にすることを辞退した良沢は、華々しい反響に関わりなく書斎に閉じこもった。『解体新書』後もオランダ語の研究に没頭し、訳書の量も増えたが、名利をいやしんで刊行すらしなかったと伝えられる。『和蘭訳筌《オランダやくせん》』『蘭語随筆』も後年になって陽の目を見たものだ。

良沢の研究は医学から天文学、暦学、地理などにも及んでいる。良沢の数少ない弟子は司馬紅漢や大槻《おおつき》玄沢ぐらいであろうか。後年、良沢は「蘭化」と号しているが、これは藩主の奥平昌鹿《まさしか》から「良沢は蘭学の化け物だ」と賞賛されたことにちなむ号だという。蘭学の普及に良沢の果たした地道な功績は大きい。

良沢の晩年は貧しく淋しかった。長男と妻が相次いで死去し、次女の嫁ぎ先である幕府の医官・小島春庵《しゅんあん》に引き取られている。その家は玄白の屋敷の近くにあった。そして良沢は享和三年（一八〇三）一〇月一七日、八〇歳で病没する。その葬儀にも玄白の姿はなかったとか。良沢の遺体は下谷の慶安寺に葬られたが、現在は杉並の高円寺に小さな墓碑が残っている。

（初出は『月刊漢方療法』二〇一七年二一巻三号「漢方医家伝」）

庶民の診療に徹した原老柳《はらろうりゅう》

原老柳
（1783-1854）

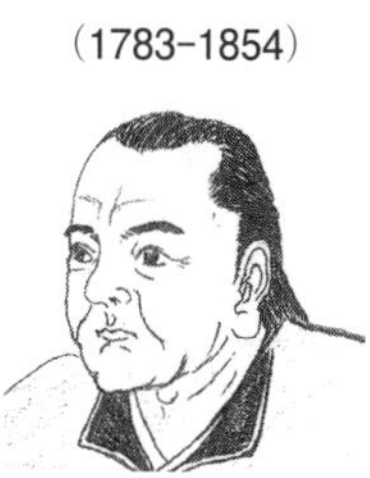

医師という職業は往々にして立身出世の手段に選ばれた。だが一方では、生命と直接向きあう立場上、強烈な個性や思想を持つヒューマニストを数多く生み出している。大坂の庶民から「学の洪庵《こうあん》か術の老柳か」と評された原老柳も、その一人であった。

江戸期に限ってみても、崇拝してやまない医人は多い。「生命における平等」を説いて封建社会の身分制度と闘った安藤昌益《しょうえき》、貧しい人に無償で薬を施したため患者より借金取りが多かったという北山寿安《じゅあん》、薬一服一六文を貫いた放浪の医師・永田徳本、小石川養生所で貧者の治療に徹した小川笙船などは、歴史上に名を残した医師である。老柳も彼らの仲間であろう。

老柳は天明三年（一七八三）二月一三日、摂津国西宮（現在の兵庫県西宮市）に出生。名を健、字は天行、通称を左一郎といい、号を老柳と称した。老柳の本姓は戸田で代々医を業としており、父の良信《りょうしん》も宗哲を襲名している。彼が三歳のとき父が没し、厳格な母親に育てられた。寛政七年（一七九五）、江戸へ遊学し、翌年には播磨の村上玄齢に入門、同一二年に戸田宗哲を継承して西宮で開業する。

文化四年（一八〇七）にテルと結婚、一男二女に恵まれたが、老柳は多趣味で交友が広く、それが母親に放蕩《ほうとう》と映って勘当される一幕もあった。診療具を持ち去られてしまった老柳はほとほと困り、「蘭学の盛んな長崎へ行って医術を鍛え直そう」と決意、長崎で学び、さらに江戸へ出て数年経《た》った同一四年（一八一七）、ようやく伊丹で開業することに。

しかし戸田を名乗ることも拒否され、原と改める。勘当を解かれたのは文政元年（一八一八）で、まもなく母が死去した。老柳はわが身を深く反省、四歳年下の新宮涼庭《しんぐうりょうてい》を師と仰いで医業に励むようになる。涼庭との出会いが老柳を変えたと云えるだろう。

酒蔵の並んだ大通りから西へ三〇間ばかり入ったところに民家が軒を並べていた。その棟割長屋に老柳は診療所を構え、縦八寸の檜《ひのき》の板に「医処　老柳」という看板を掲げている。話題になったのは入口に行水ができるほどの盥《たらい》が置いてあることだった。

診療代に野菜や魚介類を納める患者が多かったが、たまに現金で納める人は名前を書いた紙に包んで水を張った盥に入れたという。時間が経つと紙は溶けて誰が幾ら払ったのかわからなくなる。つまり老柳は、病気や怪我の治療に貧富の差がないように考えてのことだった。一分金や一朱金にまじって一文銭も多い。でも老柳はこのアイディアが気に入っていた。

老柳の医業は繁盛したが、収入は乏しく、彼の妻は家計のやりくりに悩み通しだったらしい。ある夜、尼崎侯（藩主）から急患往診の依頼があった。妻は絶好の機会とばかり、その薬礼が多額であることを期待し、くれぐれも無礼のないよう頼みこむ。しかし老柳の態度は無愛想ながら最善を尽くした。病は日を経て本復、不機嫌であった藩主も感服して多額の報償を奮発したとか。だが仕官の話はきっぱりと断った。

この話を聞いた緒方洪庵が後日、「世には権門俗流におぼれる小医多し。老柳こそ真医である」と云って賞賛したと伝えられる。それは涼庭も同じだった。「あなたは大坂に出てたくさんの門弟を育ててほしい」と資金まで提供したというのである。

文政八年（一八二五）、老柳は涼庭の厚意を受けて大坂の道修町《どしょうまち》に開業した。そこにはすでに緒方洪庵、高良斎《こうりょうさい》、斎藤方策らの高名な医師が根を張っていたが、老柳の門は開業早々から賑《にぎ》わいをみせる。七年後には「大坂医師番付」に老柳の名が西の大関にランクされるまで伸びていた。

大関にまで評価された理由は、①診療の腕は確か、②夜中でも往診してくれる、③盥の水面のように清く患者を平等に扱ってくれる、という三点だった。そして天保一一年（一八四〇）には高麗橋筋に転居、医師番付も西の大関を維持している。そのときの緒方洪庵は東前頭四枚目であったから、いかに庶民の人気を得ていたかわかろうというものであろう。

老柳は囲碁が好きで、本因坊から初段の免状を受けたほどの腕だった。でも病人が来るとすぐ碁石を投げて立ち上がったとか。めったに碁石も握れぬほど多忙であったのに、自分の生活はちっとも豊かにならなかった。貧しい人が診療を受けづらくならないようにとの配慮から、依然として「盥方式」をとっていたからである。

弘化元年（一八四四）、二男三女を残して妻テルが死去した。翌年に安倉キノを後妻に迎え、三年後には三男に恵まれる。老柳の医業はますます多忙をきわめ、医師番付の総後見にまで担がれていた。そして嘉永二年（一八四九）には天然痘の流行があり、洪庵らと種痘館の創設に加わることになる。

天然痘を防ぐには免疫を得る種痘に依存するしかない。牛の痘瘡《とうそう》を人に移植して免疫性を高める方法を「牛痘法」といい、イギリス人の外科医エドワード・ジェンナーがすでに一七九六年に開発、四〇年後に日本にもシーボルトの門下生・伊東圭介らによって紹介されていた。

しかし、これを普及するのは並大抵の苦労ではなかった。牛の膿《うみ》を健康な人体にすり込むなど、正気の沙汰ではないと抵抗する声が強かったのである。気味悪がって種痘を受けようとする人はごく少数であった。

洪庵に協力してようやく「堺種痘所」を設けるまでに漕《こ》ぎ着けたのは安政六年（一八五九）のこと。遂《つい》に老柳はその快挙を見ることなく没している。当時、天然痘は死因のトップを占めるほど恐れられたが、種痘を普及するのに医師たちは筆舌につくせぬ苦労を味わった。

安政元年（一八五四）六月一日、老柳は清貧のうちに死去。七一年の人生だった。老柳の死後にはかなりの借金が残ったが、誰も返済を迫る者はいなかったと伝えられる。

そして老柳の葬儀には一〇〇〇人もの人々が集まり、彼との別れを惜しんだという。老柳はあくまで仕官を断り、門弟もあまりとらず、著作も残さず、ただ庶民の診療ひとすじに生きた町医だった。

（初出は『月刊漢方療法』二〇一八年二二巻八号「漢方医家伝」）

町医者こそ天職と尾台榕堂《おだいようどう》

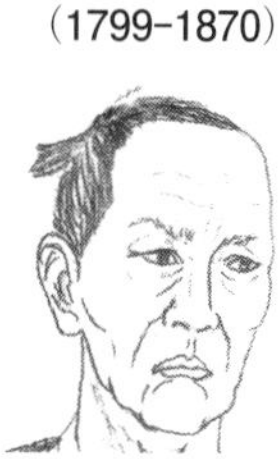

尾台榕堂
（1799-1870）

幕末の江戸にあって、浅田宗伯と名声を二分したのが尾台榕堂である。吉益東洞を信奉した彼は、ひたすら古方派の医術を究め続けた。東洞の『類聚方《るいじゅほう》』を解説した彼の『類聚方広義』は、漢方医学を志した近現代の医学徒が必ず手にしたほどの名著である。

榕堂は権威におもねらず、町医であることを誇りとして頭を剃らなかった。それは後藤艮山の反骨に学んでのことに違いはないが、伸び放題の頭髪を後ろに束ねただけの姿は彼の硬い意志の表れだったのだろう。榕堂の名は医史上に燦然《さんぜん》と輝いている。

榕堂は寛政一一年（一七九九）、越後国魚沼郡中条村（現在の新潟県十日町市中条）で町医を営む小杉三貞《さんてい》の四男として出生した。名を元逸《もとよし》、字を士超《しちょう》と称し、通称を良作という。一三歳で父を失い、一六歳のとき江戸へ出て尾台浅岳《せんがく》に入門、古医方を学ぶ。また亀田綾瀬《りょうらい》に儒学を師事する。

文政六年（一八二三）、医業を継いだ兄・三省が急病で倒れたとの報を受け、急いで帰郷、兄に代わって診療を始めた。翌年には二七歳で隣村の町医の娘と結婚し、榕堂と号することに。素朴な人たちに囲まれて、中条での診療生活は順調だった。

父の遺志を継いだ榕堂は、貧しい人から薬礼を受けることはなかったので、生計は決して豊かではなかったが、夫婦仲もよく、村人からも慕われて多忙な日々を送る。だが天保五年（一八三四）、江戸に大火が起こって浅岳の家も類焼し、その心労もあって浅岳が急逝する事態が発生した。師を見舞った榕堂は浅岳の妻から尾台家を継いでほしいと懇願され、どうすべきかに思い悩む。

しかし師への恩義に報いようと決意、回復した兄の了解も得て再び江戸へ発つことになった。さっそく焼け跡に仮小屋を建てた榕堂は、姓を尾台と改め、寝食を忘れるほど診療に励む。その甲斐あって一年後には患者が入りきれなくなり、建て替えるまでに復興した。

やがて榕堂の名も高まり、弟子入りを乞う者が増えてくる。榕堂は「尚古堂《しようこどう》」という名の塾を開き、若者たちの向学心に応えた。榕堂自身も古医方を究めようと、一緒になって学ぶ姿勢が好感を呼び、尚古堂の評判は上がるばかり。いつしか江戸でも指折りの名医に数えられるようになっていた。

そして文久元年（一八六一）、幕府から侍医の沙汰が届く。榕堂はこれに対し、「わたしは町医者で、将軍さまも大事だが一〇〇人の庶民には一〇〇の病気があり、わたしはその人たちに必要とされている」と丁寧に断る。それでも断りきれないとわかって榕堂は条件を出した。①庶民の診療を認めること、②御用時だけの勤務とすること、③頭を剃らぬこと、の三点であったといわれる。

いずれも侍医に課せられたことを免れようとするわけだから、これで沙汰やみになるだろうと榕堂は思っていた。ところが意に反して、幕府から三点を認めると返事が来たのである。仕方なく榕堂は応ずるしかなかった。一四代将軍・家茂はまだ一六歳の弱々しい少年だったという。

榕堂が頭を剃らなかったのには理由がある。江戸時代も古来のしきたりどおり、医師は僧侶よりも位は低かった。そこで剃髪し、法衣をまとって僧侶の姿となり、法眼や法印の官位にありつこうとする侍医が多くなり、それが風習となっていたのである。これに抵抗する後藤艮山などは、わざと長髪にして束ね、それが町医のスタイルになったともいわれる。

とにかく榕堂は、頑として頭を剃らないばかりか、診療態度にも区別はしなかった。貴人を診るとなると、必要以上に恐縮するのも当時のしきたりで、糸を伝わる脈診をしたなどというのも落語の話ばかりではなかったらしい。榕堂はそんな卑屈さを排除して庶民の診療と変わらぬ態度で臨んだ。臨床効果は歴然とし彼の評判は高まったが、一部には無礼と陰口を叩く者もあったという。

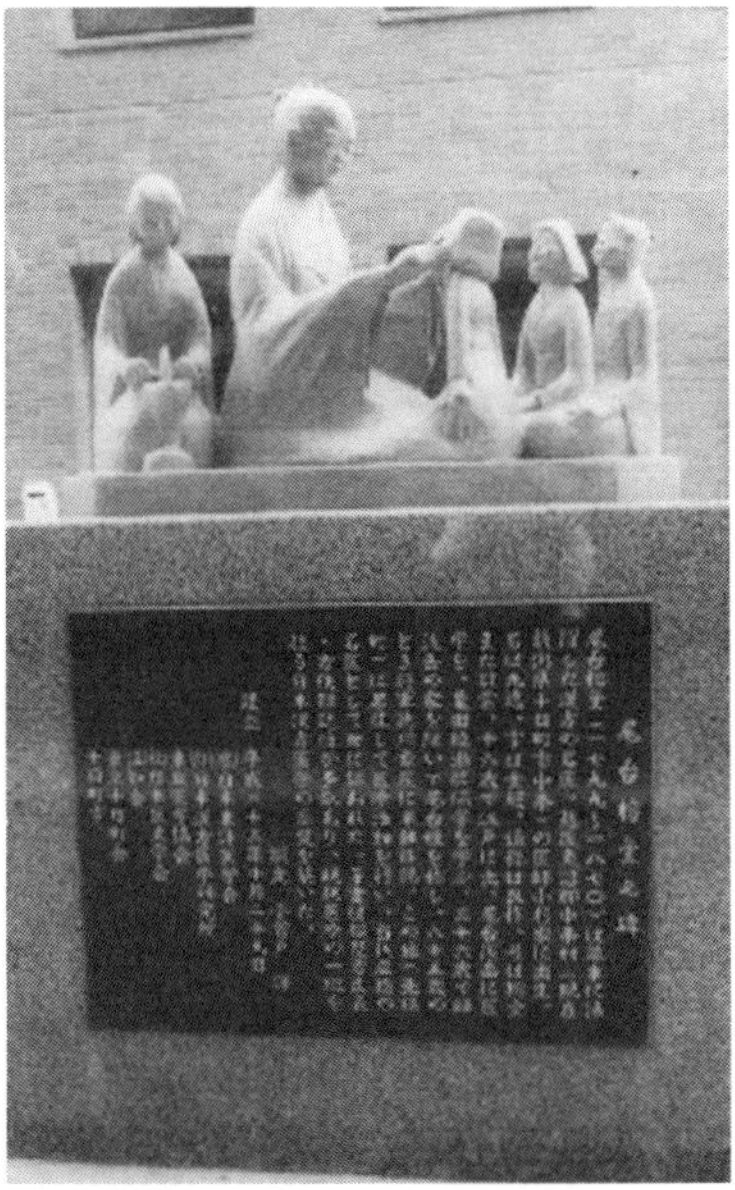
榕堂の碑（東京都・八重洲通り）

それから数年後、榕堂は隠居して家督を師・浅岳の嫡男・良郷《りょうきょう》に譲った。そして医書の著作ひとすじに取り組むのである。

榕堂には四八巻に及ぶ医学全書があるが、その中でも漢方医学のテキストにも選ばれるのは『類聚方広義』であろう。これは吉益東洞の『類聚方』に『方極』を加え、詳細な頭注を付したもの。安政三年（一八五六）に刊行された。

この書は古方派の臨床実用書としては最良の書として評価されており、漢方界では広く愛読されたものである。榕堂の著書はこのほかに元治元年（一八六四）刊の『霍乱治略《かくらん》』、文久三年（一八六三）刊の『医余《いよ》』、明治四年（一八七一）刊の『方伎雑誌《ほうぎ》』などが目立つ。

『霍乱治略』は当時盛んに流行していたコレラの治療指針。『医余』は東洞の『古書医言』にならい、経史や古典から医学に関する記載を抜き出して率直な意見を付したもの。彼の儒学的素養の深さがうかがわれる。

『方伎雑誌』は医論、臨床治験、薬物論、随想などを織り交ぜ和文で平易に記述した内容で、榕堂の医学観を示す好著であろう。ほかにも、若い頃の榕堂の医学備忘録ともいうべき『橘黄医談《きっこう》』や、東洞の『薬徴』を補訂した『重校薬徴』、それに治療法の大略を述べた『井観医言《せいかん》』などの写本が残っている。多忙な臨床生活の中で、これだけの著作をまとめた力は驚くべきものがあろう。

榕堂は明治三年（一八七〇）一一月二九日、巣鴨で七二歳の生涯を閉じた。豪雪の田舎町で育った彼は純朴で、権威におもねらず、医師としての良心に忠実に生き抜いた生涯であったと思う。

私欲を超えて三〇〇人の門人を育成した医学への情熱と人間愛は、多くの人々に感銘を与えたことだろう。彼を偲《しの》んで漢方界の有志が後年、東京八重洲柳通りに「榕堂の碑」を建立した。墓は台東区谷中の観音寺にある。

（初出は『月刊漢方療法』二〇一八年二二巻九号「漢方医家伝」）

患者と共に

痛いところがあると、自然に手がそこに動く。手当てが治療の語源となったように、名医の動きもごく自然だ。患者の顔色も診ないでパソコンを操りながら処方箋を渡すような医者は、基本から医学を学び直す必要があるのではないか。

種痘に命を賭けた笠原良策《かさはらりょうさく》

笠原良策
（1809–1880）

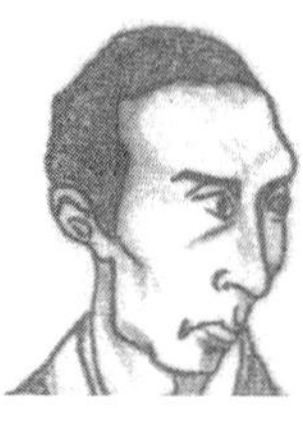

おびただしい人命を奪った天然痘が日本に侵入したのは、天平七年（七三五）頃と伝えられる。その流行が始まると多くの寺社では疱瘡《ほうそう》除けのお札を出して加持祈禱《かじきとう》を行った。

そんな騒ぎをあざ笑うように死者が増え、感染を恐れた人々は一刻も早く家から逃げ出そうと大八車を走らせる。不幸にして感染し九死に一生を得ても、体中に醜い痘痕が残った。この悲惨な疫病が江戸時代には絶えず流行するようになり、おそらく当時の死因のトップを占めていたであろうと推測される。

一七九六年にはすでにイギリスのジェンナーが、牛も天然痘に罹《かか》るのに症状が軽くて人間に感染しても発症しないことに注目し、種痘による予防法を発見しているが、その技法がわが国に伝えられるまでの道のりは遠かった。種痘が唯一の予防法とわかってからも、実際にそれを人に施す医師の苦労は並大抵なものではなかったのである。

牛の病菌を薄めて人体に接種すること自体、多くの人々にとっては納得できないことであった。しかし天然痘を治す道を究めなければ医師として生きる意味はないと決意した男がいる。〈たとえわれ命死ぬとも死なましき人は死なさぬ道開きせん〉と詠んだ笠原良策という男だ。

良策は文化六年（一八〇九）、福井藩医・笠原龍斎《りゅうさい》の子に生まれ、名を良、字を子馬《しま》、後に白翁《はくおう》と号している。江戸で漢方を学んだあと郷里で父と共に医業に励むが、その医術が天然痘に対してあまりにも無力であることに失望し、西洋医学に関心を持つようになった。

二七歳のとき旅先で蘭方医の大武了玄《りょうげん》と出会い、西洋医学のすぐれた話を聞いて一層強く惹《ひ》かれたという。良策は藩医の半井元沖《なからいもとおき》らから西洋医学書を借りて読みふける。生真面目な彼は何事にも徹底するタイプだった。天保一〇年（一八三九）には京都へ出て、蘭方医・日野鼎哉《ていさい》に入門している。良策が三一歳のときであった。

一年で福井に戻ったが、天然痘のことが頭を離れず、三六歳で再び鼎哉を訪れることに。良策を待っていたのは清の邱浩川《きゅうこうせん》が著した種痘の書『引痘略』であった。鼎哉は当時の蘭方医学は漢方より優れていることを認めつつも、天然痘防疫の新しい情報を求め続け、この書に出会ったのである。清にはスペイン、中米、フィリピン経由でマカオに種痘が伝わっていた。

それも危険な人痘接種ではなく、牛痘による種痘で、邱浩川が一〇年以上もの実績を持っていることに良策は驚き、感動した。問題はどうやって痘苗を入手するかである。それ以前、長崎でシーボルトたちによりバタビアから運ばれてきた痘苗を接種する試みはあったが、鮮度を失った牛痘苗に発痘《はっとう》の力がなく失敗に終わっていた。

またそれよりも前に、中川五郎治という男がロシアから種痘術を持ち帰って日本初の種痘に成功したものの、痘苗を独占して種痘を途絶えさせてしまうなど、入手するまでが大変であった。

良策はバタビアよりも清から輸入した方が鮮度も期待できると判断したが、それは国禁だから不可能に近い。思いあぐねた末に彼は名君の誉れ高い国元の福井藩主・松平春嶽《しゅんがく》にすがることを考え、再三にわたって嘆願書を提出した。

天然痘の惨禍、外国での種痘の効果、具体的な実施策などを綿々と書き連ね、一切の私財を投げ打つ良策の決意に感銘を受けた春嶽は、輸入許可を幕府に求め、ようやく承認を得たのである。

喜び勇んで清からの痘苗を受け取るため、良策が長崎に向かったのは嘉永二年（一八四九）の七月であった。だが福井から京都の鼎哉を訪ねたところ、楢林宗建《ならばやしそうけん》が成功した天然痘のカサブタがすでに届いていることを知る。鼎哉は長崎から京都までの距離を考えて、鮮度の期待できない痘苗ではなく、保存のきくカサブタに期待していたのだ。

鼎哉と良策は京都で一五〇人に種痘し、痘苗の増殖と種痘の定着を成し遂げている。その間、大坂の緒方洪庵《こうあん》にも痘苗を譲って種痘実施の礎を築いた。しかし良策の目的は福井にも種痘を普及させて、天然痘の恐怖から人々を救うことである。そのためには痘苗を絶やさずに、何としても福井まで持ち運んで行くことであった。

当時の医術では、種痘苗の保存は一週間が限界で、種痘を施した子どもの腕に発痘がみられると、滲《にじ》み出る膿《うみ》を採って新たな痘苗とし、一週間以内に他の子どもに植えつけるという作業を繰り返さなければならなかった。良策は京都から福井までの旅程を一週間とみて、京都から二人、福井から二人の幼児を雇い、幼児の両親を含め総勢一四人で京都を発《た》った。一一月のことである。

京都から大津、草津、米原と経由し、そこで京都の子から福井の子どもへの種痘が行われた。いよいよ山岳地帯を越えるわけだが、栃ノ木峠は六尺の積雪だったという。時間に追われる良策たちは命がけで歩いた。猛吹雪に襲われ、日没まで重なってしまい、一歩も歩けなくなったとき、事前に連絡しておいた村人たちに迎えられ、危うく救出されたのだった。

しかし、命がけで福井に運んだ痘苗も、これを役立たせる段階でまたも苦難が良策を襲ったのである。牛の疱瘡を人体に接種することに恐れをなして、種痘に応じる人は少なかった。江戸や京・大坂では種痘所さえ設けているのにと、良策は戸別に説得して回ったが、悪質なデマまで飛び交う始末である。

それでも良策はくじけなかった。医業も投げ打って種痘活動に駆け回ったため収入も途絶えてしまい、友人の援助で生き抜く日々となる。皮肉なことに他藩の医師に乞われて与えた痘苗は金沢、富山、松代と広がり、種痘の効果を上げていた。そしてようやく良策の苦闘が報いられたのは藩主が帰国し、良策の嘆願書を採り上げて種痘所を公的な除疫所と改めることに決定してからである。

偏見と迫害は終わった。福井藩は正式に種痘を命じ、嘉永五年（一八五二）に良策は藩医と種痘術指南に任じられている。時に良策は四三歳。その後もたびたび天然痘の流行はみられたが、種痘を施されていたので福井藩内に罹患《りかん》する者はなかった。初めて良策の功績が世間から認められたことになろう。

明治三年（一八七〇）、良策は新政府から孝頭寺病院医長介兼主務役を命じられたが、同七年には病気養生のため東京越前堀に移住、明治一三年八月二三日、苦難の続く熱い生涯を閉じた。遺体は福井市の大安寺墓地で安らかに眠っている。

現代の基礎築いた緒方洪庵《おがたこうあん》

日本の近代化を招く原動力となったのは、適塾から巣立った若者たちであった。大坂にその塾を開き、新しいリーダーたちを育てたのが医師で蘭学者の緒方洪庵である。彼は国の未来に強い関心を抱いていた。開塾二五年の間に三〇〇〇人の門弟が彼の薫陶を受けたという。そして福沢諭吉、長与専斎《ながよせんさい》、高松凌雲《りょううん》などが医療の世界にも革新をもたらすことになるのである。

洪庵は文化七年（一八一〇）七月一四日、備中足守藩に仕える佐伯惟因《さえきこれより》（瀬左衛門《せざえもん》）の三男として岡山に出生した。名を章、字を公裁といい、通称を三平と呼ばれている。洪庵は号で、適々斎、華陰とも云《い》う。一六歳のとき父が大坂の藩邸に転勤したのに同行したが、生来の病弱のため武士よりも医学の道を選ぶことを決意した。

文政九年（一八二六）蘭医・中天游《なかてんゆう》の「思々斎塾《ししさいじゅく》」に入門、これを機に緒方と姓を改める。しかし貧困のため塾の月謝にも窮していた。やがて父と兄の身に異変があり、大坂を引き揚げることになったが、生活苦は一層ひどく、単身大坂に戻って放浪中を中天游に拾われる。

洪庵は学僕（師の家や塾の雑用をしながら学問をする人）をしながら四年間、骨を削るような思いで

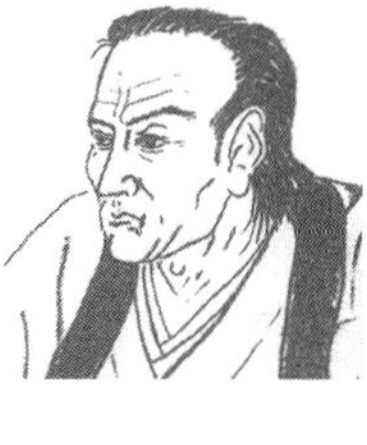

緒方洪庵
（1810–1863）

勉学に励んだ。思々斎塾では西洋医学と窮理学（物理学）を学び、そこにある翻訳書のほとんどを読破したと伝えられる。天游の勧めによって洪庵が江戸へ発ったのは天保二年（一八三一）のことであった。

彼はさっそく蘭方医・坪井信道の「安懐堂」に入り、オランダ語と最新医学を学ぶことに。時に洪庵は二二歳。彼はここでローゼの著した人体生理学書を翻訳して『人身窮理学小解』と題している。信道に入門して二年ほどで仕上げたのだが、この書は多くの人に筆写された。

安懐堂でも洪庵の生活は貧しかった。塾の玄関番をしたり、按摩《あんま》をしたりして学費を稼いでいる。師の信道は苦学力行して蘭医になっただけあって、自分の着ている衣服を脱いで洪庵に与えたという。信道は小柄、洪庵は大柄であったから着物は膝が出たが、洪庵は頓着することなく勉学に励んだ。

その甲斐あって、この塾に滞在中に『卵巣水腫記事』など一〇冊ばかりの翻訳書を公にしている。信道の師である宇田川玄真の門にも出入りするようになり、洪庵の学識はさらに広がりをみせた。そして天保六年（一八三五）には足守に帰って医業を営むことも考えたが、直後に恩師の天游の死去の報を受け、再び大坂に出て恩返しに思々斎塾で教鞭《きようべん》をとることになる。

洪庵が天游の一子・耕介を伴って念願の長崎へ発ったのは天保七年（一八三六）であった。洪庵と名乗ったのはこの頃からである。長崎遊学には思々斎塾の先輩・億川百記《おくかわひやつき》が援助したという。洪庵が二七歳のときであった。彼は長崎で医師の看板を掲げ、オランダ商館長ニーマンに会うほか多くの蘭医と交わり、伊東南洋らと『袖珍内外方叢《しゆうちんないがいほうそう》』という処方集なども翻訳している。

二年後には帰坂して瓦町に医業の看板と同時に「適々斎塾」（後に適塾と改称）という蘭学塾も開設した。天游の思々斎塾にあやかった命名であろう。さらに一〇か月後には億川百記の娘・八重と結婚した。洪庵二九歳、八重一七歳。そして洪庵は順風満帆、開業二年目には浪速医者番付で東の前頭四枚目にランクされたのである。

適塾の評判も上々で、七年後の弘化二年（一八四五）には手狭となったため過書町《かしょまち》（現在の北浜）に移転するほどであった。ここに腰を据えた洪庵は、日本最初の病理学書ともいうべき『病学通論』、コレラの病理から予防までを解説した『虎狼痢《ころり》治準』、ドイツの医学者フーフェランドの臨床をまとめた『扶氏経験遺訓』など、貴重な著作を公にしている。

洪庵の大きな業績として除痘館の設立を見落とすわけにはいかない。天然痘を予防する牛痘接種法はすでに一七九六年にイギリスのジェンナーによって開発されていたが、その痘苗がわが国に伝えられたのは嘉永二年（一八四九）だった。大坂道修町《どしょうまち》に種痘所（後の除疫館）を設け、洪庵らは種痘の普及を図ったが、その苦労は『除痘館記録』にもあるように、並大抵ではなかったらしい。

まだ免疫のメカニズムもわからない時代である。弱毒化したとはいえ病菌を生体に接種する予防法に不安を覚えるのは当然であろう。そこを説得しないと天然痘の流行は防げない。洪庵自らも八歳のとき天然痘に罹り、九死に一生を得た体験があるだけに種痘の仕事は正念場との思いがあったのだろう。

幾多の俊英を育て、日本の新しい夜明けに貢献した適塾も、洪庵の主宰であった。福沢諭吉、大村益次郎、佐野常民、橋本左内、大鳥圭介、長与専斎、高松凌雲らを続々と輩出し、適塾の姓名録には六三六名の署名が刻まれている。この塾からは広い分野の先覚者が各界に拡散した。まさに日本のリーダーを養成したのである。

適塾を開設した頃は世にいう天保の大飢饉《だいききん》が続き、悲惨な疫病も各地を襲っていた。幕府の疫病対策は黒豆の煎じ汁や茗荷《みようが》の搾り汁を飲めとか、高熱が出たら芭蕉《ばしよう》の根の汁を用いよ、といった程度。当時の主流であった漢方医はほとんど無力だった。洪庵はそんな現状が我慢できなかったのではないか。

洪庵が適塾から有能な人材を輩出するにつれて、幕府はまず洪庵を江戸城の奥医師として迎え、西洋医学所頭取にも担ぎ出した。こうして二〇年間住み慣れた大坂を離れ、洪庵が江戸に出仕したのは文久二年（一八六二）のことである。〈寄る辺ぞと思ひしものを浪速潟葦《なにわがたあし》の仮寝となりにけるかな〉と詠んだ洪庵は、適塾と離れ難かったのであろう。

案の定、江戸に出てからの洪庵は急速に精気を失い、一年も経《た》たないうちに死去してしまった。医学所頭取宅で突然に喀血《かつけつ》し、窒息死したのは文久三年（一八六三）六月一〇日のこと。郷里の子どもに洪庵が種痘をしたのにちなんで、足守藩が除痘館をつくったという朗報が届いて間もない頃である。五四歳の短い生涯であった。洪庵の枕元には、名著『病学通論』が残っていたという。

洪庵を語るとき、悪く云う人はいない。西洋医学を学んでいながら洪庵は、漢方医学にも関心を示した。ライバルであった華岡青洲の漢方塾「合水堂」には塾生が対立感情を剝《む》き出しにすることもあったが、洪庵は医者仲間として接し、自然に患者を紹介したり医学上の意見を交換したりしていたと伝えられる。

家庭的にも恵まれていたらしい。洪庵と八重との間には七男六女が生まれ、夫婦仲はきわめて睦まじかったとか。八重は塾生の面倒もみて「母親のような人」と慕われた。そんな人のよさもあり、洪庵の交友範囲は各方面へと広がりをみせたのであろう。

適塾が大阪大学医学部のルーツであり、慶應義塾大学医学部の新設にもつながることは、見過ごせない史実である。とくに、洪庵の次男・惟準《これよし》が院長を務めた浪華病院と仮医学校がオランダ医師・ボードウィンを首席教授に招いて改組し、幾多の変遷を経て阪大に医学部が誕生したのである。その縁で適塾は緒方家から阪大へ寄贈されたのだった。

漢方の灯を守った浅田宗伯《あさだそうはく》

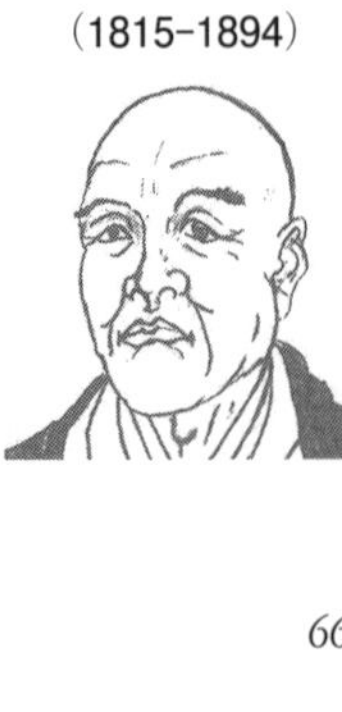

浅田宗伯
（1815–1894）

明治の新政府は、日本の近代化を急ぐあまり極端な西欧追従に走った。ドイツの学問体系を受容し、医師免許も西洋医学の修得を法制化して漢方を疎外したため、それまで医療を支えてきた漢方は消滅の危機に瀕《ひん》したのである。このとき漢方の灯《ともしび》を守ろうと決起した有力な一人が浅田宗伯であった。漢方が復権したいま、宗伯らの功績は計り知れない。

宗伯は文化一二年（一八一五）に信濃国の医師・浅田済庵《さいあん》の長男として生まれた。名を直民《なおたみ》、号を栗園《りつえん》と称し、宗伯は通称である。幼少時代は腕白で、四書五経（四書は大学・中庸・論語・孟子、五経は易経・詩経・書経・礼記・春秋を示す）はもちろん何を教えても真面目に学ぼうとはしなかった。それでも門前の小僧なのか、長ずるにつれて書物にも興味を持ち、家業の医術に関心を寄せるようになったとか。

宗伯が京都へ出て諸家の門に出入りしたのは一七歳のとき。彼は『傷寒論』を中心に研鑽《けんさん》を積んだと伝えられる。医学だけでなく、頼山陽《らいさんよう》からは儒学や史学を学び、陽明学の大塩平八郎の門を叩《たた》いたこともあったという。医学も一派に偏るのを避け、古方から後世方も経て折衷派に到達したのであった。

宗伯の名を広めたのはロッシュ事件であろう。幕末の慶応元年（一八六五）フランス公使のロッシュが日本に赴任した時期から腰背部痛がひどくなり、あまりの痛みに公務はおろか寝ることもできない状態になった。西洋医が治療を続けたが悪化するばかり。熱海での温泉療法で一時は軽快したが、横浜へ帰って再び痛み出した。

困り果てたロッシュは幕府に名医の推薦を依頼し、その役を漢方医の宗伯が受けることになる。診察の結果、左足背動脈に渋滞を発見し、その原因は脊柱左側に傷があるからとわかった。宗伯はロッシュに打撲症の既往症はないかと尋ねたところ、若い頃に戦場で落馬したとのこと。詳しく脊椎を診ると陥没した脊椎が二か所ある。この診断に基づいて宗伯の治療はズバリ的中した。

一週間ほどでロッシュの痛みは鎮静したのである。宗伯はその処方と薬効を記して彼に与えた。ロッシュは感激のあまりそれをフランス語に訳して本国に報告したので、新聞に掲載されたりして宗伯の名は外国にも広まることに。ナポレオン三世から褒賞も贈られ大いに面目を施した。それは宗伯だけにとどまらず漢方医学の名誉でもあったと云えるだろう。

漢方医学は中国から伝来した医学に日本の経験医学を加味して定着した独自の医術である。まず中国の金元時代の医学で陰陽五行説を重んずる後世派と呼ばれる医者が増え、江戸時代に入ると張仲《ちょうちゅう》景《けい》が唱えた実証主義への回帰を説く古方派が台頭して激しい論争が展開された。宗伯はそのどちらにも与《くみ》せず、両派の長所を融合させる折衷派と位置づけることができる。そして宗伯を高く評価したのが、当時の医学界のボス・多紀元堅《たきもとかた》であった。

慶応二年（一八六六）に宗伯は将軍・徳川家茂の典医となり、法眼の位を授けられる。この年、政局は緊迫して家茂自らが第二次長州征伐に発ったが病に倒れ、大坂城で西洋医の治療が行われた。急遽《きゅうきょ》、宗伯も江戸から呼び寄せられて脚気衝心《かっけしょうしん》と診断、死が迫っていることを予言して西洋医と対立する。そして三日後に家茂は他界した。

幕府が倒れた明治元年（一八六八）に宗伯は、徳川慶喜と共に駿府城に赴き、二年ばかりその地で過ごしている。同四年、宗伯は東京牛込に隠棲《いんせい》し余生を送ろうとしたが、患者が押し寄せ、その半数は施療（貧しい人々を無料で治療すること）であったという。ほかにも宗伯には大事な使命が待っていた。文明開化の流れに乗って滔々《とうとう》と押し寄せる西洋医学に対して、漢方医学の存亡を賭けた闘いで、宗伯は先頭に立たざるを得なかったのである。

世にいう「漢洋医闘争時代」の前哨戦《ぜんしょうせん》は、すでに幕末から始まっていた。全国のあちこちで起こった内乱で戦傷者の外科的治療に西洋医は活躍したが、漢方医は外科に向いていないため遅れをとっている。国内戦で人々の目に曝されたその差は歴然としていた。そして明治維新後の太政官は、今後の医学を西洋医学に依拠すべしと決したのである。明治八年（一八七五）にはドイツ医学を手本にした医術開業試験が実施され、漢方医は締め出されることに。

宗伯らは漢方医のための医学教育を構築しようと、名医の評が高い六名を集めて協議に入った。この際、各派は大同団結して漢方による医術開業試験の道を開こうと政府にも働きかけたが拒否され、以降、日本では漢方だけを学んでも医師にはなれない制度が固定してしまったのである。

こんな事件も起こった。明治天皇が脚気になったとき、漢方医は漢方の効果を主張したが西洋医は侍医にすることを拒んだので、時の衛生局長・長与専斎が一計を案じて西洋医と漢方医の治療くらべを行うことにしたという。漢方側はハトムギを用いたのに対し、洋医側はキニーネを用いたので、明らかに漢方は有利な展開を見せた。なのに軍配は洋医に上がる。漢方医の一人が買収されて処方を教えてしまったからである。漢方医たちは地団駄を踏んで悔しがった。

しかし、脚気の治療に漢方の優位は西洋医たちも認めざるを得なかったのであろう。それを察した宗伯は、明治一一年に脚気専門施設「博済病院」を設立、自ら院長になった。さらに翌年には「温知社」を結成、漢方医の子弟で満二五歳以上の者には開業許可証を与える運動などを展開している。その運動は認められたが、それは一時的な融和策で、まもなく「医師免許規則」が布告され、明治一七年（一八八四）から漢方医の試験は法的に閉ざされてしまった。

もはや治療実績で世論を動かすしか、漢方医の活路はない。各地に漢方病院をつくり、名医と呼ばれる医師の名を連ねて奮闘している。しかし後継者を失った漢方医の前途は険しく、明治二一年には宗伯らの漢方医すべてが侍医を解任されるに及んで、温知社も解散に追い込まれた。

明治二三年に帝国議会が開かれるのを機に、漢方医は総力を結集して医師免許規則の改正案を議員立法で提出したものの、同二八年に至って法案は否決され、漢洋医闘争の幕は下ろされたのである。宗伯が七九歳の生涯を閉じたのは、その前年の明治二七年（一八九四）三月四日であった。

宗伯は新しい波が押し寄せる中にあっても、漢方医学が滅ぼされるようなことがあってはならないと、頑なに漢方の灯を守り抜いた医師である。宗伯が残した著作『脈法私言』『傷寒弁要』『橘窓《きっそう》書影』『傷寒雑病弁証』などには、漢方医学へのあくなき探究心が溢《あふ》れていた。さらに『原医警医記』では、漢方医学を愛するあまり、当時流行の西洋医学をかなり手厳しく批判している。

漢方が復権した現在、宗伯の功績を讃《たた》える声は大きい。そしてハーブキャンディー・浅田飴《あめ》にまつわるエピソードだが、大正天皇が東宮の頃に侍医をしていた宗伯が、創業者の堀内伊太郎の父で車夫をしていた伊三郎に製造のヒントを与えたものという。「良薬にして口に甘し」のキャッチフレーズは薬の概念まで変えたといわれる。

数奇な運命の女医楠本《くすもと》イネ

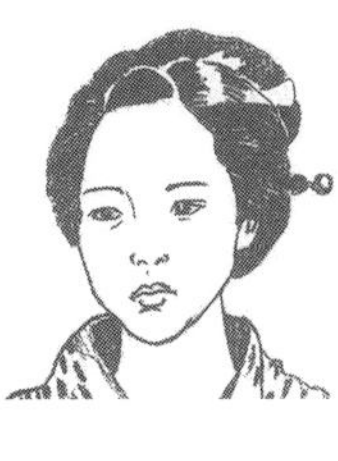
楠本イネ
（1827-1903）

子孫の誕生を祝うお産でさえ、女性を不浄なものと扱う風習があった。江戸時代までの産婦は、薄暗い納戸や陽の射《さ》さない土蔵で出産する例が多かったのである。妻が生死の境をさまよっているのに、夫は母屋で一族と酒を酌み交わしながら出産を待ったという。シーボルトの娘・楠本イネは、そんな不条理を正そうとして数奇な運命をたどった日本初の産科女医である。

イネは文政一〇年（一八二七）五月六日、長崎のオランダ商館医師フィリップ・フランツ・フォン・シーボルトと愛人の楠本瀧《たき》との間に出生した。父のシーボルトは南ドイツの由緒ある医家に生まれて自らも医師になり、オランダに移住して五年ごとに派遣される日本への使節団一行と共に来日、出島に着任したのは文政六年（一八二三）である。

翌年には長崎郊外の鳴滝《なるたき》に医学塾を開き、外科、産科、眼科などの治療も行う。まだ誰も試したことのない腹水穿刺《せんし》術なども平然と行い、難病を治癒させた噂《うわさ》が流れると、教えを乞う受講者が全国から馳《は》せ参じたという。その塾からは、高良斎《こうりょうさい》、高野長英、小関三英、美馬順三、伊東玄朴《げんぱく》など多くの優れた蘭医を輩出している。

当時、出島に長崎の廓《くるわ》から繰り込んでくる遊女の中に其扇《そのおうぎ》という色白の美女がいて、シーボルトと特別な情を交わすようになった。将軍・徳川家斉《いえなり》に謁見のため江戸へ旅した間も、シーボルトの想いは募るばかりで、長崎に帰ると其扇を落籍、瀧と本名に戻った彼女を鳴滝の塾に囲う。間もなく懐妊したのがイネというわけである。

イネは授乳期が過ぎると母の実家で養育された。彫りの深い顔に茶髪なのですぐ混血とわかり、家に籠もりがちになる子であったらしい。やがてシーボルトの任期が来て帰国のときを迎えた文政一一年（一八二八）の秋、世にいうシーボルト事件が起こる。国禁の日本地図や門下生が翻訳した多くの日本に関する資料が船積みの荷物から発見され、翌一二年、関係者が捕縛されると同時にシーボルトはスパイ容疑で国外追放と決まったのだ。

帰国を見送りに来た門人たちに、シーボルトは繰り返しイネの養育を懇願して涙ぐんだと伝えられる。しかしシーボルト事件の余波から謹慎を強いられた門人たちは、心ならずも十分に尽くすことはできなかったようだ。そして翌年には瀧が和三郎という男と同棲《どうせい》、イネは再婚先に引き取られたが、気まずい思いが絶えない日々であったらしい。

イネが瀧に無断で家出したのは一九歳を迎えたばかりのときだった。父シーボルトが信頼していた門下生の二宮敬作のもとに身を寄せる。敬作は宇和島藩の蘭学者で外科医も務めていた。ここでイネは敬作から医学の基礎を学ぶことになる。イネは学ぶにつれて、いろんな風習にひそむ不条理にも気がつくようになった。とくに出産を不浄なものと扱うことに疑問を感じ、そのためにも産婦人科を目指そうと決意する。

その目的を果たすためイネは、敬作の許しを得て同じシーボルトの門人で備前岡山の産科医・石井宗謙を訪ねたのは弘化二年（一八四五）であった。この地でイネは村田蔵六（後の大村益次郎）とも知りあい、オランダ語の教えを受けている。イネは宗謙の医業を手伝いながらよく学んだ。ここで卑屈な悲劇に遭遇しようとは予想だにしなかったであろう。

彫りの深い目鼻立ちに知的な気品を秘めたイネの美貌に、いつしか宗謙は魅《み》せられていた。ある日、逆らうイネを強引にねじ伏せて犯してしまう。五〇歳の宗謙は恩師の娘であることも忘れていた。そしてあろうことかイネは妊娠までしてしまったのである。彼女は不遇な子を自らの手で産み落とすと、いたたまれぬ思いで長崎へ帰った。

二六歳になっていたイネは医師として再起することを誓い、阿部魯庵《ろあん》のもとで産科を学ぶかたわら、出島在留の知人を頼ってオランダ語の練習も続けている。シーボルトが三〇年ぶりに長崎に再来したのは安政六年（一八五九）、イネが三二歳のときだった。イネと瀧と敬作だけが出迎え、かつて彼の門前に群がった蘭学者や医師たちの姿はなかったという。

立派な産科医に成長したイネを見てシーボルトは敬作に長年のサポートを感謝し、目を潤ませた。シーボルトは幕府の外交顧問になって江戸に迎えられたが、幕末の混乱からすぐ任を解かれ、三年足らずで帰国することになる。だがイネのために出島のポンペに産科技術と病理学を学ぶ道を拓いてくれた。文久二年（一八六二）からはポンペの後任ボードウィンに引き継がれている。

シーボルトは日本を去った一八六六年にドイツで七〇歳の生涯を閉じ、その三年後に瀧も世を去った。明治二年（一八六九）東京に出てきたイネは、その翌年、築地に産科医院を開き、西洋女医として名を知られる。一時は宮内庁の産科医に名を連ねたほどであったが、福沢諭吉の推薦があったからという。

シーボルトの残した鳴滝塾が取り壊されることを知り、長崎に帰って土地の保存に尽力したのはその頃である。いまその塾跡に長崎市営のシーボルト記念館が建っているのは、イネの功績であろう。再び上京したイネは麻布狸穴《あざぶまみあな》に居を定めたが、医学の流れは激変をたどっていた。

明治八年（一八七五）二月、医師開業試験規定が公布され、この国家試験に合格しないと開業できなくなる。しかも試験の門戸は男子に限られ、女子にも開かれたのは明治一八年になってからであった。イネは国家試験の女医第一号となった荻野吟子より一五年も前に西洋医学の技術を身につけていたのに、時代の流れにつれて医学もオランダからドイツ医学へと移り、明治一〇年、イネは築地の医院を閉じてしまった。

その後、明治一七年には長崎で産婆の看板を出したというが、忘れられたような存在になり、七年後には三度目の上京をして、ひっそりと住んでいたとか。イネの晩年はいっそう孤独だった。明治三六年（一九〇三）八月二六日、麻布で七六歳の生涯を閉じている。

幕末から明治にかけての波乱の中、混血児という不遇を乗り越えて医師を志し、父シーボルトの名に恥じないように生きたイネ。いまイネは遺言書により、長崎の晧台寺《こうたいじ》に母・瀧と恩師・二宮敬作と共に眠っている。未婚の母という重荷を背負いながら、差別と屈辱にまみれても熱く生き抜いた一生であった。

硬骨漢で鳴らした松本良順《まつもとりょうじゅん》

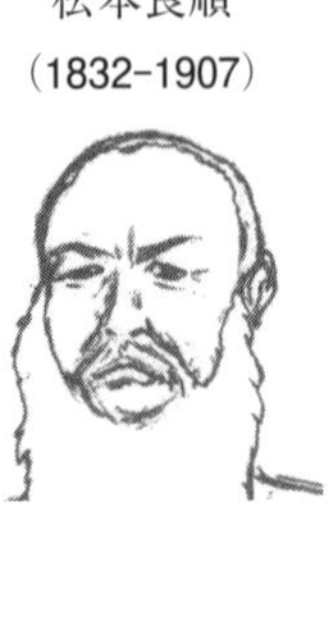

松本良順
（1832–1907）

恵まれた環境に育ち、オランダ医家として大成しながら、彼は時代の流れに身を任せることを潔《よ》しとはしなかった。松本良順である。幕末から明治維新の戦乱の中に生き、幕府への恩義に報いるために、自ら敗残者の道を選んだ良順。縛に服したあと新政府に迎えられてからも、彼は安易な生きざまを拒んだ。

良順は天保三年（一八三二）六月一六日、下総国《しもうさのくに》佐倉藩の医師・佐藤泰然《たいぜん》の二男として江戸麻布に生まれた。幼名を順之助といい、良順は通称である。父の泰然は早くから西洋医学に関心を持ち、長崎に留学して蘭医ニーマンに学び、江戸に戻ってからは薬研堀に医院を開いて多くの門弟を育てていた。

彼が七歳のとき種痘の試験台になったのは有名な話である。天保一四年（一八四三）に泰然は、藩主の招請で佐倉に移り、順天堂を建てて医学教育に当たるかたわら、西洋外科の治療も行った。ちなみにその塾は順天堂大学医学部の前身であり、泰然は学祖とされている。

良順が幕府典医・松本良甫《りょうほ》の養子となり、その息女を妻に迎えたのは嘉永三年（一八五〇）であった。松本姓を名乗って良甫の指導を受けていた良順は、二六歳のとき幕命によって長崎に留学、オランダ軍医ポンペから西洋医学全般を学ぶことになる。二年目の安政六年（一八五九）に初めて腑分《ふわ》け（解剖）にも立ち会ったが、それはポンペ自身が執刀し、頭蓋骨を鋸《のこぎり》で切断するような、すさまじい場面だったという。

彼と共にポンペの腑分けを目撃した門人の顔ぶれは吉雄圭斎《よしおけいさい》、榊原春庵《さかきばらしゅんあん》、緒方惟準、そしてシーボルトの娘で女医の楠本イネなどである。同年には、わが国初の本格的な病院である長崎養生所が創立され、良順は抜擢《ばってき》されて頭取に就任した。良順が三〇歳のときであり、ポンペを教授に迎えたが間もなく任期が切れて帰国することになる。その後任に迎えられたのがボードウィンであった。

文久二年（一八六二）、七年ぶりに江戸へ戻った良順は、奥医師を経てその翌年、緒方洪庵没後の西洋医学所頭取にも選ばれる。この医学所は大学東校、東大医学部へと発展する施設で、医師教育の中枢的な存在であったと云えるだろう。良順はここで医学所改革を目指すが、世の動きは次第に勤皇派の勢力が強くなり、遂《つい》に徳川慶喜が大政奉還に踏み切って、王政復古の大号令が発せられた。

良順は慶喜の侍医として幕府への忠節やみがたく、同志と共に江戸を脱出する。幕府に加担しなければ江戸で新政府に迎えられ、要職に就いていたであろう。だが良順は、薩長の江戸攻めが始まると自ら門弟数人を率いて会津に走り、藩校日新館を病院として負傷兵の治療に尽力した。会津落城後は仙台に至り、蝦夷地への渡航は断念したものの朝敵として追われることになる。

捕吏に包囲されても良順に悔いはなかった。思えば良順の長男・鉄太郎はすでに一七歳。語学と理化学に才能があり、長崎から戻って開成学校のドイツ語助教を務めるまでに成長していたので、自分が死んでも後顧の憂いはない。そう思うと良順は深い眠りに落ちるのである。捕縛された良順は江戸へ護送されて一年の監獄生活の後、五か月の禁固を経て解放された。「朝敵の大罪」と呼ばれた割に軽かったのは、良順の医学実績を重んじたからに違いない。

医師としての良順を語るエピソードに、こんな話がある。一橋慶喜が重い体調不良を訴えたとき、良順は迷わず阿片《あへん》の一服を与えて一昼夜も昏々《こんこん》と眠らせたという。政務のストレスから心身を病んでいると診断したからだ。何も考えずにぐっすり眠れば回復が早いのは、きわめて明快な療法である。貴人にも麻薬を投与するなどは、いかにも良順らしい発想ではないか。

こんな話もある。新撰組《しんせんぐみ》局長の近藤勇に胃痛の治療を行ったとき、「開国と攘夷の是非」を問われたことがあった。良順はわかりやすく日本と西洋の国力の差を「刀と大砲」にたとえて話し、将来のためには開国論にも耳を傾けるべきであろうと説いたとか。武骨な剣客も大いに感動し、以後二人は親交を結んだということだ。

ところで、解放された良順は名を順と改め、医学のためにだけ生きようと決意した。資金を募って早稲田蘭疇舎《らんちゅうしゃ》という洋風病院を創立したのは、早稲田大学の基礎になったという。ここで順は診療と後継者の教育に励むことになる。明治四年(一八七一)には乞われて兵部省に出仕し、軍医頭となって陸軍軍医部を編成した。その二年後には初代の陸軍軍医総監に就任して軍医制度を確立している。だが彼らしいのは、その職にありながら二度も謹慎処分を食らっていることであろう。

有名なホフマン事件というのがある。西洋医ホフマンが明治政府に解雇されたとき、軍医総監の順はホフマンをかばって給与と利子を支払わせたのだ。このとき順は「許多ノ金員ヲ虚費スルニ至ラシムル科」により、三五日間の謹慎を受けている。外国人教師への礼節であると唱えた彼は、処分にも何食わぬ顔をしていたとか。

順の体系づけた軍医学は、公衆衛生学の考えを基盤としているもので、牛乳の普及、海水浴の奨励など、民間への指導も積極的に行われた。順が開いた大磯照ケ崎は日本初の海水浴場であり、その記念碑も建っている。また新撰組との親交を示す証として、東京都下日野の高幡不動にある近藤・土方の「殉節両雄之碑」にも、順の見事な揮毫《きごう》を偲《しの》ぶことができる。

松本順は医学の指導者として骨太に明治を生きた。その功により、明治二三年には貴族院議員に推挙され、同三八年には男爵を授けられているが、驕《おご》り高ぶった様子はなかったと伝えられる。順はまさに生きたいままを生き、明治四〇年（一九〇七）三月一二日、七四歳の豪快な生涯を閉じた。彼の墓は神奈川県大磯の妙大寺にある。

赤十字運動に励む高松《たかまつ》凌雲《りょううん》

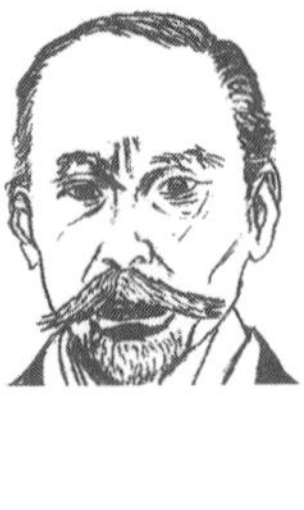
高松凌雲
（1836-1916）

同胞同士が争った幕末の箱館戦争で、敵味方なく負傷兵を治療する医師がいた。高松凌雲である。それは信じられない行為であったろう。なぜなら、同じ幕末の戊辰戦争に従軍したイギリス人医師のウィリアム・ウィリスは、捕虜が存在しないことを訝《いぶか》ったという話もあるからだ。

負傷者といえども容赦なく殺戮《さつりく》するほど、日本の戦争は残酷であったことを物語っている。命を助けるための医学を修めた凌雲は、どんな状況にあろうと、苦しみもがく病者を放置はできなかった。そんな凌雲の名は日本歴史上にも不滅であり、「医の原点」と讃える声が高い。

凌雲は天保七年（一八三六）一二月二五日、筑後国古飯《ふるえ》村（現在の福岡県小郡市）に庄屋の三男として生まれた。幼名を権平または荘三郎といい、次いで凌雲と改める。一七歳で久留米藩士・川原弥《や》兵《へ》衛《え》の養子となったが、武士となることに抵抗を感じて離縁、医師になることを決意して江戸へ上った。安政六年（一八五九）凌雲が二三歳のときである。

彼は当初、柴田方庵《ほうあん》の塾に入ったが、やがて蘭方医・石川桜所《おうしょ》塾の書生となった。ここで蘭学の指導を受け、かなり力を蓄えてから桜所の許可を得て大坂に移り、緒方洪庵の適塾に入る。凌雲はここでも頭角を現し、西洋医学だけでなくオランダ語を自由に操れるようになった。ところが洪庵が幕命により西洋医学所の頭取となって江戸へ発つことになり、凌雲も随行することになる。江戸ではブラウンやヘボンからも英語を学ぶ機会を得た。

慶応元年(一八六五)、凌雲は桜所の推薦で一橋家の表医師になる。ほどなく一橋慶喜が第一五代将軍となるに及んで凌雲も三一歳で奥詰医師となった。同三年、フランスの首都パリで万国博覧会が開かれた折に、慶喜は名代として弟の昭武《あきたけ》を派遣することになり、凌雲はお付き医者として渡仏している。その頃、倒幕運動で国内は混乱していたが、慶喜は国際社会の認知を得て幕府の主権を固める意図をもっていた。

パリ万博を終えると、凌雲は留学生としてパリに残ることになる。留学先はオテル・デュ(神の家)という病院を兼ねた医学校であった。「神の家」では麻酔を用いた開腹手術なども行っていたが、それ以上に凌雲に衝撃を与えたのは、併設された施設で貧しい人たちを無料で診療していたことである。貧民施設とはいえ「神の家」に所属する医療人は、一般患者となんら隔てなく病人に接し、しかもこの病院は寄付によって成り立つ純粋な民間病院であることに、凌雲は大きな感動を覚えた。

しかし、凌雲の留学生活は一年半で終わってしまう。慶喜による大政奉還、そして鳥羽・伏見の戦いで幕府軍が大敗した知らせを受けたからである。凌雲が江戸湾に到着したときには、すでに幕府は崩壊し、江戸城は薩長軍に明け渡されて、慶喜は水戸で謹慎中という有様であった。凌雲はパリに留学させてくれた幕府への恩義に報いようと、蝦夷地に幕臣の国をつくろうとした榎本武揚《えのもとたけあき》らに合流し、軍艦・開陽丸に乗り込んで蝦夷へ向かったのである。

箱館の五稜郭《ごりょうかく》に立て籠もると彼は武揚に依頼されて箱館病院の院長に就く。その際、病院の運営には一切口出し無用と条件をつけていた。それは戦傷者を敵味方なく治療しようという凌雲の強い意志でもあったのだろう。当初は敵方の兵士と一緒に治療を受けることに幕府軍の傷兵から反発も生じたが、凌雲はパリで学んだ精神を胸に毅然《きぜん》としてこれを制した。この行動は日本で初の赤十字活動であり、日本史上でも特筆されなければならない。

明治二年（一八六九）、箱館戦争は幕府軍の敗北で終息した。凌雲も武揚らと行動を共にしたことで謹慎閉居の身となったが、敵味方の区別なく治療に当たり、また高い医学知識を持っていることを新政府に評価されて、とくに大きな処罰は受けていない。それは「有為な人材を失うことは国家の損失」という新政府の方針でもあった。

赦免された凌雲のもとには、新政府への任官を勧める声も多かったが、それらを固辞して浅草で医業を営む。と同時に貧しい人たちのための病院をつくろうと起ち上がった。明治一二年（一八七九）、彼は開業医の同志を募って「神の家」の精神を実践する目的の「同愛社」を組織、念願の医療奉仕活動のスタートを切ったのである。

同愛社は当初、医師たちの費用負担だけで運営されていたが、規模が膨らむにつれて寄付をしてくれる慈善社員も加わり、どうにか苦境を乗り越えることができた。この施設で救われた患者は、凌雲の生涯で七〇万人とも一〇〇万人とも伝えられる。同愛社の活動は医療福祉事業の嚆矢《こうし》であり、医療社会化の先駆とも云えるであろう。

凌雲は語学に堪能であったため、優れた翻訳書も残した。出産や育児に関するベルギー医師・セルウェスの『保嬰《ほえい》新書』（上下巻）やフランスの医師・モアナックの『内科枢要』（全一〇巻）、そして明治一二年のコレラ流行に際して出版した『虎列刺《これら》病論』などがある。箱館戦争のとき凌雲は、すでにリスターの開発した石炭酸消毒を行っていたことでも知られており、医術的にも当時最も優れた医師の一人であった。

大正五年（一九一六）一〇月一二日、凌雲は静かに八〇歳の生涯を閉じた。二君に仕えることを潔しとせず、一開業医として博愛を貫いた凌雲は、いま東京台東区の谷中霊園で永久の眠りに就いている。彼の墓には『大言海』の著者・大槻《おおつき》文彦の撰になる顕彰碑が立っており、その冒頭には「凡そ戦闘力の無き者を殺すは、是れ人道に背く」とあった。それは赤十字運動の父に贈る心からの賛辞でもあろう。

また、すぐれた医療小説も多い作家の吉村昭は、『夜明けの雷鳴――医師高松凌雲』（文藝春秋）で凌雲の人となりを偲びながら、克明に医師としての生きざまを描いている。ほかにも林洋海の『医傑凌雲――病には身分も貴賤《きせん》も敵味方もない』（三修社）や木本至の『医の時代――高松凌雲の生涯』（マルジュ社）、伴忠康の『高松凌雲と適塾――医療の原点』（春秋社）など、凌雲の足跡を描いた感動的な著作は少なくない。彼の故郷・小郡市古飯には多くのファンによって顕彰碑が建立されている。

済生学舎を創設の長谷川泰《はせがわたい》

西洋文明に追いつくことを国策とした明治政府は、漢方を否定したせいで極端な医師不足に直面してしまった。それまでの医療はほとんど漢方医によって支えられてきたと云ってもいい。法的な規制がなかったため、かなり杜撰《ずさん》な診療が行われていた状況は否定できないし、医師養成の道筋を示すのは近代化への道として避けられないことであろう。だが、当時の教育機関は少なく、医療の空白を憂える声も高まっていた。

そんなとき、思いきった短期の医師養成をめざして起ち上がったのが長谷川泰という男である。彼は権威主義と闘いながら自ら建学した済生学舎を守り抜き、二八年間に九六〇〇名もの医師を世に送り出したのである。彼の功績は計り知れない。それは一見無謀にみえるが、日本の医療にとっての緊急措置ともいうべき決断であったのだろう。

泰は幕末期の天保一三年（一八四二）六月一日、越後国の長岡藩医・長谷川宗斎《そうさい》の長男として現在の新潟県長岡市福井町に生まれた。幼名を多一、長じて泰一郎あるいは泰と称し、蘇山《そざん》などと号している。良寛と親交のあった鈴木文台《ぶんだい》が主宰する長善館で漢学を、鵜殿春風《うどのしゅんぷう》に英学を、父のもとで漢

長谷川泰
（1842–1912）

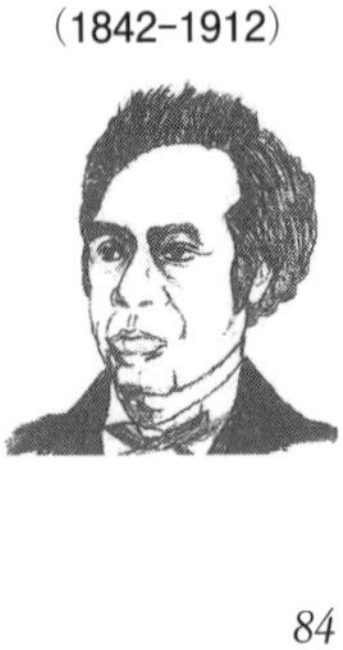

方医学を学んだ。文久二年（一八六二）江戸へ出て坪井為春《ためはる》に英語と西洋医学を学ぶ。同年、泰は下総国佐倉藩の佐藤泰然が主宰する順天堂に入門し、長崎でポンペから外科手術を修得した。とくにフーフェランドの内科書の巻末にある「医学必携」に感銘し、「済世救民」思想を体得したという。慶応二年（一八六六）、松本良順の幕府西洋医学所で外科手術を修め、翌年には句読師（語学の教師）となっている。同四年の戊辰戦争勃発のときは長岡藩の藩医として北越戦争に従軍、河井継之助《つぐのすけ》の最期を看取った。

維新後の明治二年（一八六九）に大学東校の助教となり、同四年ドイツに留学してミュルレル、ホフマンなどに学ぶ。同七年には長崎医学校長に就任するが、征台の役で廃校となり、学生を東京医学校に転学させた。泰が済生学舎を設立したのは明治九年（一八七六）のこと。これは明らかに明治政府の医学制度に不満を表したもので、いわば医術開業試験の予備校を目的に設立したものと云えるだろう。

この当時、外国との交流が活発になるにつれて、コレラ、赤痢、チフスなどの伝染病が流行し、西洋医の育成が政府の急務となっていた。二万余の医師はいたが、ほとんどは漢方医で伝染病には対応できなかったからである。明治期の国民医療を支えるためには、どうしても促成の西洋医を養成する必要があった。彼は本郷にある自宅敷地内に済生学舎を建てると、朝五時から夜九時まで講義を続け、努力すれば三年分を一年で修学して医術開業試験を受けられる道を拓いたのである。

破天荒ともいえる西洋医養成校は自由な学風も人気を呼んで繁盛した。明治一五年には湯島に校舎を建設、蘇門《そもん》病院と薬学部を付設し、「東京医学専門学校済生学舎」と改称している。当然ながら東京帝大を中心とする大学派から攻撃の火の手が上がり、青山胤通《たねみち》や森鷗外《おうがい》らが『医事新論』で済生学舎の方針を痛烈に批判した。国策に沿って西洋医学を創ろうとする彼らは、幕府医師団の流れを汲《く》むような泰の存在が煩わしかったのであろう。月謝が低いだの掛け持ち講師がお粗末だのと指摘し、野蛮人とまで恫喝《どうかつ》したと伝えられる。

泰が現実の動きを敏感につかんで西洋医学の普及に情熱を注いだのに対して、大学派は国策を武器に攻撃し、やがて文部省も済生学舎に圧力をかけ始めた。医学校通則や医師法案をめぐって抗争した揚句、医術開業試験の廃止にまで追い込まれ、遂に泰は済生学舎を閉鎖してしまう。時に明治三五年（一九〇二）。突然の廃校に在籍者は宙に浮くことになった。

済生学舎の二八年間の歴史の中で、医師になった者は約九六〇〇名（「日本医学会創立一二〇周年記念誌」から）という。いずれも医術開業試験に合格して医師になったもので、野口英世や吉岡彌生《やよい》などの名もみられる。明治三九年（一九〇六）に医師法が制定され、任意設立の医師会が各地に生まれたとき、幹部の大多数を済生学舎出身で占めたとか。大学が供給する医師数だけでは圧倒的に足りない時期に、泰が済生学舎で果たした功績は大きい。

明治政府の医学行政は、ドイツやオランダ人のお雇い学者の意見を聞き、佐藤尚中《たかなか》や松本良順など旧幕府時代の声も聞くが、そこに東大出の力が介入し、生臭い学閥の利害や対立も絡むという複雑さだった。長崎医学校の廃校で校長の職を解かれるとすぐ上京し、「広く病苦を救う」旗印を掲げて西洋医学養成所を立ち上げた泰の行動は、むしろ痛快でさえあろう。

済生学舎の廃校直後から、これを惜しむ教師や学生たちによって、いくつかの医学講習会が設けられた。その一つを母体にして明治三七年（一九〇四）四月、私立日本医学校が設立され、現在の日本医科大学に発展、済生学舎教育の精神が受け継がれたのである。日本医大だけでなく、東京医大や東京女子医大も、済生学舎の出身者によって建学されたものであった。

つまり泰が設立した済生学舎は、日本の私立医大の母体になったと云えるだろう。少数精鋭の官学にこだわり、独占的な権力さえ持っていた明治の医学教育に風穴を開けた泰の行動力は医学史上に特筆すべきものである。彼がいなかったら日本の医師不足はもっと深刻となり、近代化どころか国力も大幅に下落していたに違いない。

泰は明治二四年（一八九一）に衆議院議員として「関西にも大学を創るべし。東大だけでは競風が失われる」と主張、京都帝大誕生のきっかけにもなった。また短い期間だが、内務省の衛生局長も務めている。明治三四年（一九〇一）には薬律改正の動きがあって医薬分業論が起こったが、泰は「医師数が約三万二〇〇〇人に対して薬剤師が二五〇〇人では絶対数が足りないので時期尚早である」と反対した。

さらにその三年後には、北里柴三郎のために私立伝染病研究所の設立を実現させた。秦が医学界に残した業績は大きい。彼は晩年まで精力的に活動し、明治四五年（一九一二）三月一一日、七〇歳で永眠した。東京文京区の湯島公園には彼を偲ぶ人たちによって銅像が建てられている。

脚気論争に勝った高木兼寛《たかぎかねひろ》

日清両国の間に暗雲がたちこめていた頃、江戸患いとも呼ばれた脚気が伝染病のような勢いで日本中に広まった。原因を特定できない時期であったから、人々は恐怖におののくばかり。とくに深刻なダメージを受けたのは軍隊で、体のだるさや浮腫を訴え、心臓発作で死亡する例も増えてくる。おびただしい患者が発生するにつれて戦闘どころではなかった。

この事態に危機感を募らせた軍部は、日本中の医療研究機関に働きかけて対策を急いだが、遅々として進まない。そんなとき海軍医務局に独自の研究を進めている男がいた。副長の高木兼寛である。多くの障害に阻まれながら諦めなかった彼は、遂に脚気撲滅の鍵を解くのだが、それは孤独な苦難の道でもあった。

兼寛は嘉永二年（一八四九）九月一五日、日向国白土坂（現在の宮崎市）に出生。明治維新を目前にして大きく揺れ動いていた時期である。幼名は藤四郎。一三歳で医学を志し、薩摩藩の蘭方医・石神良策の門を叩いた。そして二〇歳のとき戊辰戦争に薩摩の軍医として従軍、このとき同行した薩摩の軍医は漢方医だけで、外傷の治療が稚拙なのにショックを覚えたという。

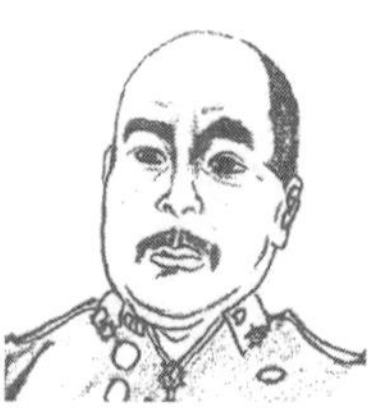

高木兼寛
（1849–1920）

兼寛が西洋医学を習得し直そうと決意して鹿児島の開成学校に入学したのは明治二年（一八六九）である。イギリス人医師ウィリアム・ウィリスが校長として赴任していた。彼は明治維新政府にその業績を高く評価されながら、イギリス医学よりもドイツ医学の受容に傾いた流れを受け、西郷隆盛の推薦で鹿児島に医学校を開くためにやってきたのであった。

兼寛とウィリスは運命的な出会いとなる。兼寛の才能に注目したウィリスは、しきりにイギリスへの留学を勧め、いろんな知恵も授けた。留学を可能にするため兼寛が海軍の軍医部に出仕したのは明治五年のこと。そして三年後には横浜を出港し、四か月の船旅でロンドンに到着、憧れのセント・トーマス病院医学校に入学したのである。

ここで五年間、兼寛は勉学に励み抜群の成績で卒業、三二歳で帰国すると東京海軍病院長のポストが待っていた。さらに明治一五年には海軍医務局副長兼軍医学校長に就任し、海軍医学界の中心人物の一人に出世するのである。

しかし、帰朝してから兼寛の胸にシコリのように去来する心痛事があった。それは日本中に、とくに海軍に多発している脚気にまだ有効な治療法がないことである。彼は脚気の原因を求めて衣食住の生活環境と発症の因果関係を調べてみたが、衣と住が無関係とわかり、食にポイントを絞ることにした。

その結果、外国の港に停泊している間は脚気の発症が少ないのに、しばらく航海しているうちに発症率が高くなることを発見する。これは海軍の食事内容に問題があるに違いない。そう確信した兼寛は、海軍の献立表を分析してみると、窒素一に対して炭素二八の割合であることがわかった。つまり白米を食べる食事は炭水化物の率が不必要に多く、蛋白質《たんぱくしつ》の摂取量がきわめて少ないことが判明したのである。

兼寛は白米をパンか麦飯にし、肉や野菜を中心とした食事に切り替えるのが脚気予防の最善策であると提案した。ところが兼寛の栄養説に対して、ドイツ医学を学んだ東大などの主流派は細菌説を唱え、激しい論戦が巻き起こる。納得できない兼寛は高輪海軍病院の脚気患者一〇人を半数ずつのグループに分け、従来の海軍食と兼寛の改良食との比較臨床試験を行ったのだ。結果は明白に兼寛の説が正しいことを証明したのである。

しかし問題は、献立を改めるには膨大な予算を要することだった。兼寛の主張に批判的な連中がいっせいに理想論に堕したものと騒ぎ、改革はしばらく棚上げになっている。海軍の食費は兵、下士官、士官、将官と階級によって四段階に差別され、兵卒の摂る食事の質は粗末なものであった。したがって脚気の発症率も圧倒的に兵卒が多い。その改善なくしては戦意も喪失しかねないと、兼寛は本気になって心配した。

龍驤《りゅうじょう》事件が起こったのはそんな折である。南米への練習航海に出航した軍艦「龍驤」が航海中に脚気が集団発症、休養のためホノルルに一か月も停泊するアクシデントがあり、この事件が皮肉にも兼寛の脚気栄養説を裏づけたのだった。

それでもまだ異論を唱える声があるので、兼寛は龍驤と全く同じ条件のもと、食事だけを白米に大麦を混ぜた麦飯に改めて航海する実験なども強行し、一人の患者も出さずに自説の正しさを立証したのである。

さすがの反対論も、事実の前には鳴りを潜めた。しかし陸軍軍医部では石黒忠悳《ただのり》軍医監を筆頭に、大半の軍医が脚気の原因は病菌によるものという説を採り、陸軍では衛生管理に力を注いで食事の改善には無関心であったという。一等軍医の森林太郎（鷗外）も強硬に細菌説を唱えている。

海軍の食事が改善されたことに満足した兼寛は、それ以上の研究を進めようとはしなかった。明治一八年（一八八五）には海軍軍医総監に任じられ、その後、成医会講習所（東京慈恵会医科大学の前身）の院長として医師や看護婦の養成に努めている。さらに四〇歳の折には日本初の医学博士の称号を、池田謙斎《けんさい》、橋本綱常《つなつね》、三宅秀《ひいづ》、大沢謙二と共に与えられ、五七歳のときには男爵の爵位まで授けられた。

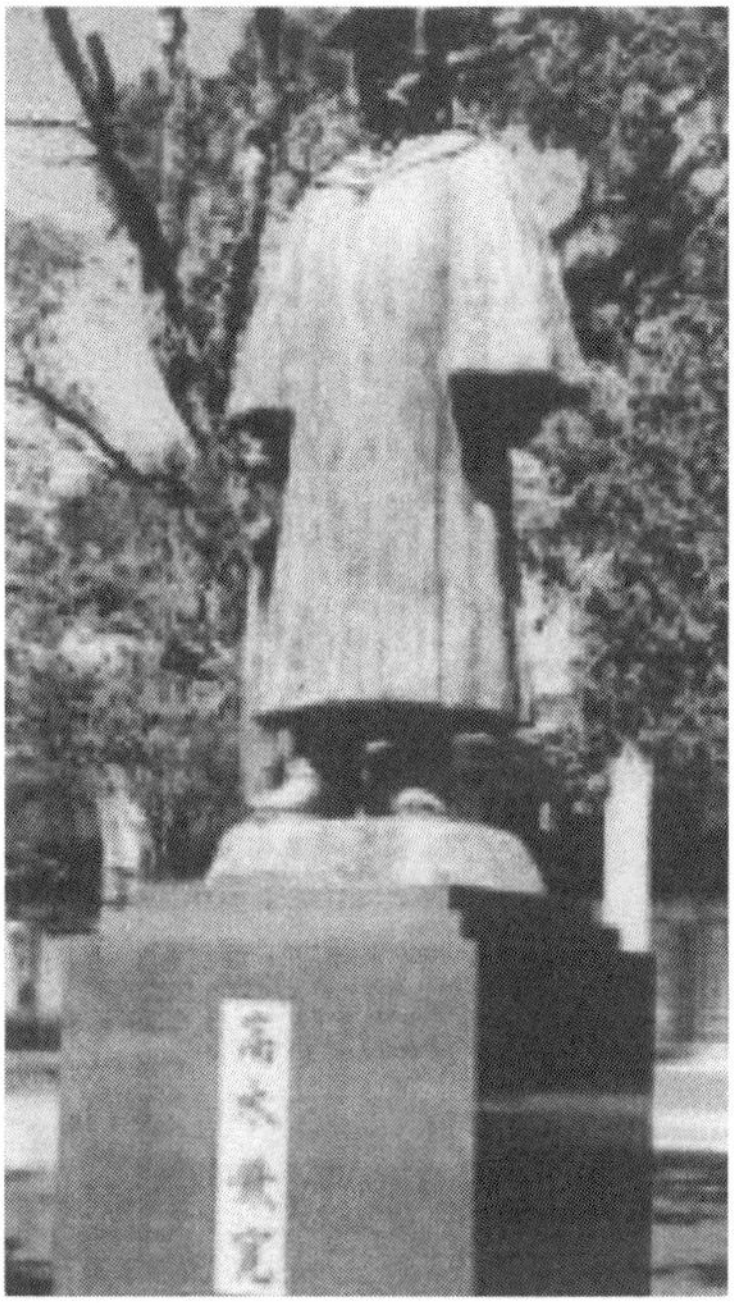

兼広の銅像（宮崎市・総合文化公園）

脚気の原因が究明されたのは明治四四年（一九一一）になって東大農学部の鈴木梅太郎がオリザニンを発見、ビタミンB_1欠乏症と断定したことによる。細菌説ではなく栄養説に軍配が上がったわけだが、それでも兼寛は驕《おご》ることなく、講演などでは「脚気は蛋白質不足と炭水化物の過剰摂取で発症する」と述べていたという。素足で歩き、薄着をし、麦飯を常食とするよう提唱もしたので、兼寛は「麦飯男爵」などとも呼ばれた。

兼寛の晩年は相次いで息子を失い、そのショックからか腎臓炎に冒されるなど体調を崩しがちだったと伝えられる。大正九年（一九二〇）四月一三日、脳溢血《のういっけつ》を併発し、七〇歳で死去。東京の青山墓地に葬られた。

兼寛の口癖は「病気を診ずして病人を診よ」だった。患者の顔もろくに見ないままパソコンのデータで処方箋を書く医者もいる時世だけに、吟味すべき言葉であろう。

食育食養を提唱の石塚《いしづか》左玄《さげん》

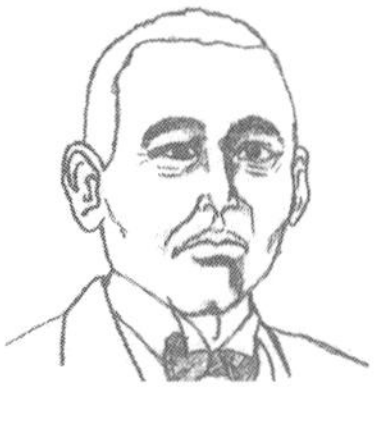
石塚左玄
（1851–1909）

中国四千年の経験医学が「医食同源」という文言を残した。この教えを科学的に研究して食養の道を拓いたのが石塚左玄である。彼はほとんど独学で医師と薬剤師の資格を得た篤学の士であった。それだけに目指すものは実学的であり、今日でも考えさせられる視点が多い。いや、飽食の時代といわれる現在だからこそ、彼の食養論に耳を傾けるべきではないか。

左玄は嘉永四年（一八五一）二月四日、越前国石塚村（現在の福井市）の庄屋の子として生まれた。四歳のときヘブラ掻痒《そうよう》症という重い皮膚病に罹り、五歳では生涯の宿痾《しゅくあ》となる腎臓を病むなど、病弱な子であったが、知力にはすぐれ、とくに一二歳頃から独学で始めた語学に非常な才能を示したという。一七歳のときにはオランダ語、ドイツ語、英語を自由に読みこなすようになっていたと伝えられる。

明治元年（一八六八）、左玄は福井藩医学校の御雇となり、化学、医学、天文学を原書で学んだ。同時に漢籍にも興味を持ち、易学と仏教の典籍も読破している。同四年、郷里の先輩・橋本綱常を頼って上京、翌年には綱常の伝手《つて》で大学南校（東大法・理・文学部の前身）の化学局御雇となった。ちなみに綱常は幕末の志士・橋本左内の弟で、明治天皇の侍医から初代の日本赤十字病院長になった男である。

しかし左玄は御雇に満足しなかった。橋本家の寄食からも去り、筆耕で糧を得ながら独学に精を出し、同六年（一八七三）には医師と薬剤師の資格を取得、文部省医薬局の助手に採用される。そして翌年には陸軍で軍医試補となり、担架、乾パン、乾燥野菜、死体防腐剤などを発明した。この功により同九年には陸軍の薬剤監補に任命される。

左玄は順調に任務をこなした。同一四年には薬剤監に就任。その間、左玄は軍務のかたわら持病の皮膚病に苦しみながらも食養研究に努め、「食物養生法」「化学的食養長寿法」などの論文を『薬学会誌』に発表したり、著書にして刊行したりしている。栄養学がまだ学問として確立されていない時代に、「食は本なり、体は末なり、心はまたその末なり」と食本主義を提唱して大きな反響を呼んだ。

薬剤監として左玄が最も尽力したのは食事の改善であろう。

日清戦争に従軍した左玄は、前線の食事に配慮するだけでなく、それは軍馬にまで及んだと伝えられる。人に嚙《か》みつく荒馬の性質を飼料の配合を変えることで矯正したのだった。これには兵士たちも驚き、乃木将軍からも「変わり者じゃ」と評されたとか。彼はいつしか「陸軍三奇人」の一人と呼ばれるようになっている。さらに左玄は日露戦争にも従軍したが、明治二九年（一八九六）に予備役に編入されてからは、専ら食養論の研究に取り組んだ。

左玄の食養論を大雑把に解説すると、五本の柱から成立している。①は食物至上論だ。命は食にあり薬に代わるものとして食を重視すべきであるということ。②は穀物食論。つまり肉食動物でも菜食動物でもない人間にとって最も適しているのは穀物であると説く。③は風土食論である。居住地の環境に適応した食材を旬を大切にして食べることで、身土不二論《しんどふじ》ともいう。

そして④は自然食論。食物は皮など剝かずに食べることで、いわば一物全体論でもある。⑤は陰陽調和論だ。健康の秘訣《ひけつ》は、陰（カリウム）と陽（ナトリウム）の調和がとれるようにと強調する。具体的には、あまり加工しない雑穀の主食に野菜、海藻、魚介、豆類の副食というのが日本人にとっての理想食と説く。五本の柱をまとめると、環境、食物、人間一体論であることがわかる。

ここで注目したいのは、左玄が医学や薬学の視点から主張している点だ。たとえば穀食奨励は解剖学の知識が背景にある。人間の歯は穀物を嚙む臼歯が二〇本で菜類を嚙む門歯が八本、肉を嚙む犬歯が四本だから穀食に向いているとか、薬学の見地からミネラルを重視すべきことを説き、その例としてナトリウム一に対しカリウム五でバランスがとれると示すなど、説得力が強い。

ところで明治三〇年代、東京の牛込（現在の市ケ谷駅近く）に、一軒の医院があった。医者に見放された患者で門前は何台もの人力車が停まり、順番待ちする人たちを相手に茶店まで出る始末。陸軍少将で兵役を辞してから左玄が営む医院だった。「石塚食養所」の看板が掲げてあり、朝早くから日暮れまで診療が続いたという。治療費は驚くほど安かった。それもそのはず、胃腸病で長年苦しむ青年には、牛乳や卵を禁止して赤飯や野菜を食べるように勧める診療だったとか。

いつのまにか世間の人たちは「反対先生」とか「食養先生」と呼ぶようになっていた。地方の難病に苦しむ人から来る手紙の宛名には「牛込区の反対先生」だけで届いたという話もある。反対先生とは、それまでの治療法とはまるで反対の手当てをするからで、左玄があまり薬にも頼らず、野菜などの治療効果を重んじたからであろう。

晩年の左玄は『薬学会誌』に「飲食物化学塩類論」などを発表する一方、大衆向けの『通俗食物養生法』なども出版、さらに明治四〇年（一九〇七）には政財界の支援により「食養会」を設立し、左玄が先頭に立って啓蒙活動を行った。しかし幼少期からの腎臓疾患のため、同四二年（一九〇九）一〇月一七日、不帰の人となる。五八歳だった。

左玄の遺志は食養会によって引き継がれたが、戦後に会長を務めた桜沢如一《ゆきかず》は、左玄の主張を基盤にマクロビオティック運動にまで広げている。また玄米健康法、有機農業、自然食品などにも左玄の説が伝承されたと云えるだろう。そしていま、政界にも「食育調査会」が設置され、産地偽装など食の安全を揺るがす事件の防止や、消費者保護の政策が論じられている。左玄の遺産は大きい。

女医の道を拓いた荻野吟子《おぎのぎんこ》

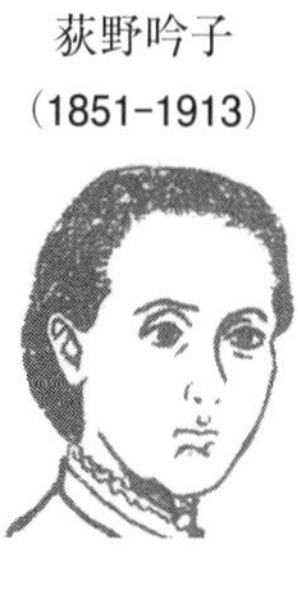

荻野吟子
（1851-1913）

明治になるまでの藩政時代は、医者になるのに法的な規制はなかった。しかし人の命を左右する職業だけに、質の悪い医者は患者からソッポを向かれることになる。だから自然に評判がおちると淘汰《とうた》されてしまい、臨床経験を積んだ医者や、藩の機関や私塾で医学を学んだ者が医業を営むようになった。

医師の資格試験を国が行うようになったのは、明治七年（一八七四）に医制が公布されて以降である。しかも医術開業試験を受験できるのは男子に限られ、女子は門戸を閉ざされていた。というわけで、医学校も女子は門前払いとなり、向学心に燃えても医師になることを諦めた女子は少なくなかったはずである。

荻野吟子はそんな状況の中で艱難辛苦《かんなんしんく》、初志を貫いて国家試験合格第一号の女医になった人だ。いまの日本には約三二万人の医師がいて、その二〇パーセント以上は女性である。医学部の合格率からみて将来はますます女医が増えるであろうことは間違いない。それだけに吟子の足跡をたどると、信じがたいことばかりで、隔世の感ひとしおであろう。

嘉永四年（一八五一）三月三日、吟子は庄屋を務める荻野綾太郎の五女として武蔵国俵瀬村《たわらせ》（現在の埼玉県熊谷市）に生まれた。その時代はまだ「女に学問はいらない」という風潮が支配的であったが、書物の好きな吟子のため父親は、北条察源の塾「行余書院《こうよ》」に頼んで入門を許される。男の塾生から反感や差別の目で見られても、吟子は動じなかった。

慶応三年（一八六七）、吟子は望まれて上川上村の名主の長男・稲村貫一郎と結婚している。まだ一六歳のときだった。貫一郎は後に足利銀行の頭取になるほどの男だったが、若い頃はひどい放蕩児《ほうとうじ》で、吟子は悪性の淋病《りんびょう》をうつされ、痛みと排膿《はいのう》に苦しめられたという。

吟子は上京して順天堂医院に入院する。そのとき治療に当たった医師はすべて男だったから、治療とは云いながら下半身を曝《さら》す屈辱に身を縮めた。吟子が医者になることを決意したのはこのときである。同じ思いの女性患者を救いたい一心であった。

屈辱的な入院は二年間も続き、あろうことか婚家からは離縁されてしまう。吟子はこの不条理を体験して、さらに向学心を募らせた。明治六年（一八七三）、吟子は家族の反対を押し切って上京し、国学者で漢方医の井上頼圀《よりくに》に入門、家事手伝いをしながら基礎的な広い分野の書物を読みあさった。

翌年には甲府の内藤満寿子《みすこ》に招かれて私塾の助教となるが、東京女子師範学校（現在のお茶の水女子大学）の開設と同時に入学し、四年後には首席で卒業している。吟子は学校に残って教壇に立つ道を勧められた。しかしどうしても医師への挑戦は諦めきれない。

吟子は永井久一郎教授に積年の希望を相談したところ、軍医監の石黒忠悳を紹介され、その口添えで唯一の私立医学校・好寿院の聴講を許されるまでに漕《こ》ぎ着けたのだった。好寿院は典薬寮の出身で侍医の高階経徳《たかしなつねのり》が営んでいた医学教育機関である。

吟子が胸を膨らませて校門をくぐると、教場は大騒ぎとなった。医師を志す女性なんていなかったので、好寿院の受け入れ態勢は全くできていない。血気にはやる若者の集団だけに、狼《おおかみ》の群れに子羊が迷い込んだような事態となってしまう。吟子をめぐって性的な嫌がらせまで起こる始末。それでも吟子は好寿院を辞めようとは思わなかった。

翌日から吟子は男袴《おとこばかま》、高下駄に束髪という姿で通学したという。そんな学生生活の間にも、慢性化した淋病のため発熱や再発に悩まされていた。その苦悩が吟子を頑ななまでに医師に駆り立てたのであろう。三年間を耐え抜き、明治一二年、優秀な成績でやっと修了することができた。

ところが、またも吟子の前に厚い壁が立ちはだかる。医師の資格を得るのに国の医師開業試験をパスしなければならなくなり、その国家試験を受験できるのは男子に限られていたため、吟子は卒業したまま足踏み状態になってしまったのだ。ようやく女子にも門戸が開かれたのは明治一七年になってからである。

試験は前後二回に分かれ、前期では物理、化学、解剖、生理を、後期では内科、外科、眼科、産科、薬物、臨床実験の科目を試された。女子の受験も認めた初の医師開業試験は明治一七年九月に行われ、女子で受験したのは四人だったが前期試験に合格したのは吟子だけ。翌年には後期試験にも合格し、吟子は晴れて湯島に産婦人科・荻野医院を開業する。三四歳にして近代日本初の公許女医となったわけで、医師を志してから一五年が経過していた。

吟子は一躍「時の人」になった。新聞や雑誌が「女医第一号」ともてはやし、連日患者が押しかけてくる。まもなく医院は手狭となって、下谷の西黒門町に移転。と同時に明治女学院から生理衛生の講師に招かれたり、日本キリスト教婦人矯風会の風俗部長に迎えられて廃娼《はいしょう》運動に取り組むなど、ひとかどの名士としても活躍している。

四〇歳のとき吟子は二六歳のクリスチャン志方之善《ゆきよし》と恋愛、周囲の反対にめげず結婚した。吟子も一二歳で洗礼を受けていたから、北海道で伝道に生きようとする彼に共感したのであろう。すべてを整理して之善の後を追った。しかしここでも苦労を強いられる。原野を開拓して理想郷をつくるという之善の試みは挫折、無理が祟《たた》って病死してしまう。吟子の蓄財は底をつき、海辺の瀬棚村で細々と診療所を営んだが、たまにしか患者は来なかった。

医療保険もなかった当時、とくに辺境に住む人は貧しくて医者にかかれるような生活環境ではない。都会から来た女医に対する偏見もあった。この地で之善を偲びながら静かに生きようとしていた吟子も、彼の死後三年にして行き詰まる。明治四一年の晩秋、室蘭から船に乗って東京へ着いたとき、吟子は五八歳になっていた。

時の流れは速く、東京には新しい風が吹いていた。吉岡彌生が東京女子医学校を創設、吟子の後から医師免許をとった女医たちが華々しい脚光を浴びている。吟子は一〇数年の空白を痛感した。本所の小梅町に小さな医院を開いたが、かつての名声は忘れられ、稀《まれ》にしか訪れない患者を待ちながら淋しい晩年を過ごしている。
吟子と茶飲み話をしてくれる人もほとんどいなかったという。そして大正二年（一九一三）に肋膜《ろくまく》炎を病み、一か月後の六月二三日、六二歳でひっそりとこの世を去った。古いしきたりに挑戦し続け、日本初の公認女医にしては淋しい晩年であったろう。いま吟子は東京の雑司ケ谷霊園に眠っている。

（初出は『東京都医師会雑誌』二〇一六年一一・一二月合併号「熱血医人」）

誰もが平等

名医は決して患者を差別しない。たとえ見た目が粗末であろうと、治療に全力を傾注する。だから日本の国民皆保険制度は、死守しなければならない。世界に誇れるものが一つぐらいないと、文化国家に生まれ変わった甲斐がないからだ。

東大閥に抗した北里《きたざと》柴三郎《しばさぶろう》

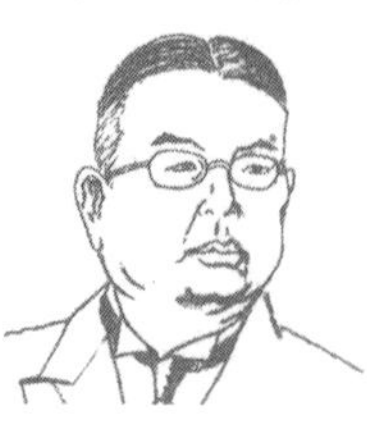

北里柴三郎
(1852–1931)

第一回ノーベル医学生理学賞に北里柴三郎がノミネートされたことは、日本の医学がようやく世界から注目された証左であろう。彼が開発した血清療法は、伝染病の治療に画期的な効果をもたらしたのである。共同研究者のベーリングが受賞したのに、柴三郎は残念ながら見送られてしまった。

現在の選考法なら柴三郎も当然受賞したであろう。しかし彼は日本に近代医学を導入し、研究機関や医学教育にすばらしい足跡を残したのである。初の伝染病研究所（伝研。現在の東大医科学研究所）をつくり、北里研究所や慶應義塾大学医学部を創設したのも彼の功績だった。日本医師会の生みの親でもある。

柴三郎は嘉永五年（一八五二）一二月二〇日、肥後国北里村（現在の熊本県小国町）の庄屋の子に生まれた。腕白坊主として知られ、軍人になることを目指していたが、漢学の素養を身につけてから熊本に出て藩校の時習館に通って以降、彼は将来を見つめ直すようになる。

時はすでに明治の新政府に移っていた。柴三郎は世の中が激動するなかで政治家になることを夢見る。だが、両親の勧めで明治四年（一八七一）に熊本医学校（現在の熊本大学医学部）に入学、ここで長崎から招いた蘭医マンスフェルトに出会って医師を志すことを決めた。

明治八年（一八七五）に東京医学校（現在の東大医学部）へ進学した柴三郎は、在学中に「医者の使命は病気を治すよりも予防することにある」と確信するようになり、予防医学を生涯の仕事にしようと決意したという。卒業と同時に長与専斎《ながよせんさい》が局長であった内務省衛生局に就職、ヨーロッパ各国の衛生制度や医事統計の調査に明け暮れた。

柴三郎の同郷で東京医学校の同期でもある緒方正規《まさのり》は、事務の仕事に追われる柴三郎の才能を惜しんで、自分の勤める東京試験所に来るよう計らってくれる。専斎の許可も得て試験所に配置替えとなり、柴三郎の新たな研究生活が始まった。彼はここで正規から細菌学の手ほどきを受け、その手助けをしながら実験医学の第一歩を踏み出したのである。

明治一八年（一八八五）に長崎でコレラが流行したとき、柴三郎はコッホの手法を追試してコレラ菌を確認、防疫活動に従事した。その業績が評価されて同年、内務省からドイツ留学を命じられ、ベルリン大学のコッホ研究所で細菌学を学ぶことになる。コレラ菌の性状を再び学んだ後は破傷風菌の研究に着手した。明治二二年（一八八九）には世界で初めて破傷風菌だけを抽出する純粋培養法に成功、翌年には破傷風菌抗毒素を発見して世界の医学界から注目を浴びた。

柴三郎の研究はさらに進み、血清療法へと向かう。これは菌体を少量ずつ動物に注射しながら血清中に抗体を生み出すという画期的な手法の開発であった。明治二三年には血清療法をジフテリアに応用し、同僚のベーリングらと連名で「動物におけるジフテリア免疫と破傷風免疫の成立について」と題する論文を発表している。この研究で第一回ノーベル医学生理学賞の候補に柴三郎の名もあがったが、共同研究者のベーリングだけが受賞した。

ノーベル賞を受賞できなかった理由として三点が指摘されている。まずベーリングが単独でジフテリアについての論文を発表したこと、次にはノーベル賞委員会や選考に当たったカロリンスカ研究所が柴三郎は実験データを提供しただけで免疫療法のアイディアはベーリングが単独で創出したと見なしたこと、そして当時はまだ共同授賞の考えがなかったこと、である。柴三郎は人種差別をされたのではとの世評もあったが、その明確な証拠はない。

明治二五年（一八九二）五月、柴三郎は帰国した。ケンブリッジ大学、ペンシルベニア大学、ブルックリン病院などからの招聘《しょうへい》を断っての帰朝であったが、当時この彼を受け入れる器がなく、この状態を憂いた専斎が適塾での同門である福沢諭吉に相談すると、諭吉は私財と土地を提供してわが国初の伝染病研究所の建設を勧めたと伝えられる。柴三郎は初代の所長となり、ここを拠点に東大学派と闘いながら新たな活動を始めたのだった。

柴三郎の帰国に冷淡だった医学界の理由として、こんな逸話がある。彼がドイツに滞在中、脚気《かっけ》の原因を細菌とする東大教授の緒方正規の説に対して、柴三郎が批判したため、母校の東大医学部と対立する形になったというのだ。正規は柴三郎と同郷で細菌学の手ほどきまで受けたのに「恩知らず」と罵る声があったのは確かであろう。

しかし時を経て、正規の教授在職二五周年祝賀会の席上、門弟総代の祝辞の中で柴三郎は正規との学術論争にも触れ、「それは君子の争いであった」と語り、正規も柴三郎の業績を賞賛した。両者は互いに学者としての立場を認めあっていたのである。

それにしても、学者の集団というものも、妙に娑婆《しゃば》くさいところがあるものだ。柴三郎はかねがね、伝染病研究所という存在は衛生行政と表裏一体でなければならないとの信念から内務省所管を認めていたが、大正三年（一九一四）に政府は突如、所長の柴三郎に一切の相談もなく伝染病研究所の所管を文部省へ移管し、東大の下部組織にするという方針を発表したのである。長年にわたる東大との対立が背景にあることは疑う余地がないだろう。

これに反発した柴三郎は直ちに所長を辞し、新たに私財を投じて北里研究所（現在の北里大学の母体）を設立した。柴三郎はここで狂犬病、インフルエンザ、赤痢、発疹《はっしん》チフスなどの血清開発に取り組んだのである。と同時に、大正六年（一九一七）には諭吉の長年の恩義に報いるため慶應義塾大学に医学部を創設し、初代医学部長と付属病院長を兼務した。新設の医学部にはハブの血清療法で有名な北島多一や赤痢菌を発見した志賀潔《きよし》など、北里研究所の名だたるメンバーを惜しげもなく送り込んでいる。

柴三郎の見落とせない功績は医師会の統一だ。明治以降多くの医師会が組織され、一部には反目しあう風潮も見られたが、大正六年には全国規模の大日本医師会の組織化に成功、柴三郎が初代会長になっている。同一二年には医師法に基づく日本医師会となり、今日の強力な職能団体の基礎を築いた。

翌年には男爵に叙せられたが、昭和六年（一九三一）六月一三日、脳溢血《のういっけつ》のため東京麻布の自宅で急逝。波乱と栄光の生涯を閉じた。享年七八。日本の近代的な医学界の土台を築いた柴三郎は、東京南青山の青山霊園に眠っている。彼が設立した北里研究所には付属東洋医学総合研究所もあり、いまや漢方医学の有力な発信地的存在だ。

大風呂敷を広げた後藤新平《ごとうしんぺい》

後藤新平
（1857–1929）

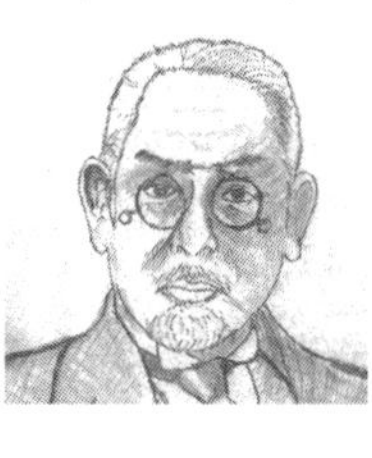

どでかい構想を語ると「大風呂敷を広げて」などと嗤《わら》われる。実現不可能のことを平気で云《い》ってのけるから、たいていの人は呆れてしまう。だがこの男の場合は大風呂敷が通称となっていた。後藤新平のことである。

関東大震災後の街づくりなどに辣腕を振るった政治家として有名だが、防疫の面でも国難を救うほどの活躍をしたことはあまり知られていない。新型コロナの蔓延《まんえん》で「令和の新平」を待望する声もあるのだが――。

新平は安政四年（一八五七）六月四日、仙台藩水沢城下（現在の奥州市水沢区）に藩士の長男として生まれた。江戸後期の蘭学者・高野長英は彼の遠縁に当たる。一三歳のとき胆沢《いさわ》県大参事の安場保和《やすばやすかず》の書生となり、県庁に勤務。保和が岩倉使節団に加わって帰国後に福島県令になると、新平は彼を頼って福島洋学校に入学している。時に一六歳であった。

新平はもともと政治家を志していたが、高野長英の事件も影響して周辺から医師への道を勧められ、一七歳で須賀川医学校に入学。卒後は保和が愛知県令になるのに同行して愛知県医学校（現在の名古屋大学医学部）の医局に勤務した。ここでも彼は二四歳で病院を管理するほどの手腕を発揮し、岐阜で暴漢に襲われた板垣退助を診察したことも。そして保和の二女・和子を妻に迎えた。

しかし新平は先進的な西洋医学を本格的に学びたいという思いを捨てられなかったという。そんなとき石黒忠悳《ただのり》に認められて内務省衛生局に入り、衛生行政に従事することになった。二六歳のときである。そして六年後の明治二一年（一八八八）にはドイツに留学する機会に恵まれ、帰国後にコッホ研究所での研究などをまとめて学位も授与された。同二五年には内務省の衛生局長まで上り詰めている。

異例の出世街道を突っ走る新平ではあったが、その翌年に相馬事件に連座して五か月間収監され、無罪とはなったものの衛生局長は更迭されてしまう。だが失意の期間は短かった。同二八年には陸軍省の医務局長兼大本営野戦衛生長官になっていた忠悳に呼び出されて、日清戦争から帰還する兵の検疫業務を行う臨時陸軍検疫部長として官界に復帰できたのである。

新平の数多い功績のなかでも、医学史上に残るのはその検疫活動の成果であろう。当時、戦場となった中国大陸ではコレラなどの感染症が蔓延し、大勢の兵士をそのまま帰還させれば国内で大流行を招くと懸念されていた。そこで帰還の玄関口だった広島港付近の島に大規模な検疫所を設ける構想が浮上、その陣頭指揮に当たったのが新平というわけである。

新平は似島（広島県）、桜島（大阪府）、彦島（山口県）に検疫所を整備したが、広島湾から五キロ離れた似島検疫所は僅か二か月という突貫工事で実現させ、世間を驚かせた。施設だけでなく検疫業務の流れも確立、衣服も所持品もすべて消毒か焼却するという徹底ぶりだったとか。

検疫所の桟橋は二か所あった。上陸してくる兵士用と検疫をパスして帰船する兵士用である。これは濃厚接触しないために設けられた。兵士の衣類は一〇〇度の高圧蒸気で滅菌し、熱に弱い皮革品などは六〇度のホルマリン蒸気で殺菌、兵士たちは整列して消毒風呂に入り、全身を消毒液に漬けて除菌したあとシャワーで洗う。

似島に建てた三か所の施設は計二万二六六〇坪、そこに四〇一棟が出現し、保菌者のために隔離施設も建てられた。大陸帰りの検疫数は九万六一六八人、船舶四四一隻分である。まさに前例のない大規模検疫であった。この検疫で五三人の医療関係者が犠牲となったが、日露戦争を戦えたのもこの検疫活動があったればこそであろう。

水沢大手町の後藤新平記念館には、当時の検疫事業に関する資料が大事に保管されている。予防医学や公衆衛生の知識は新平がドイツの留学時にコッホやその助手を務めた北里柴三郎らから吸収したものであろう。しかし知識を行動に移し、やりとげる情熱がなければ、あの防疫事業は完遂できなかったのではないか。

明治三一年（一八九八）、台湾総督になった児玉源太郎に抜擢《ばってき》されて民政局長に就任、徹底した調査に基づくインフラ整備などに努めた。アメリカから新渡戸稲造を招いたりして人材の育成にも注目されたが、反面では彼の阿片《あへん》取り締まりが生ぬるいとの批判もあり、星製薬と粗製モルヒネの利権なども噂《うわさ》されて疑獄事件に発展したことも見逃せない。

しかし、同三九年（一九〇六）、新平は南満州鉄道の総裁に迎えられ、ここでも満鉄のインフラ整備や衛生設備を拡充し、都市建設を進めた。反日勢力の懐柔や北満州に勢力を持つロシアなどとの関係修復にも彼ならではの手腕をみせたと伝えられる。

そして大正に入ると、拓殖大学の学長に担がれ、第二次桂内閣では逓信大臣になり、寺内内閣では内務大臣や外務大臣を歴任した。大正九年（一九二〇）には国政を離れて東京市長となったが、新平が最も脚光を浴びたのは同一二年に遭遇した関東大震災の復興に辣腕を発揮したことであろう。東京が火の海になり、一九〇万人が被災した惨劇を繰り返さないために思い切った都市計画を主張したからである。

関東大震災後に組閣された第二次山本内閣では内務大臣兼帝都復興院長として新平が震災復興計画を立案した。それは大規模な区画整理と幹線道路の建設を骨子とするもので、国家の一年分の予算に相当するほどの一三億円という巨額を要求、財界などからの猛反対に直面している。

議会が承認した予算は五億七五〇〇万円に過ぎず、当初の計画は大幅に縮小されたが、新平の大風呂敷は大いに評価された。いまの東京の都市の骨格や公共施設の整備などは、新平の復興計画に負うところが多い。彼が描いた計画はナポレオン治政下のフランスで、セーヌ県知事が断行したパリ改造を参考にしたものらしい。

新平は明治一六年から貴族院勅選議員に選ばれ、終生在任した。晩年は清い政治の実現を訴えて全国を遊説している。昭和四年（一九二九）に岡山へ向かう列車内で脳溢血に見舞われ、京都府立医大病院に入院したが、その年の四月一三日、遂《つい》に永眠した。享年七二。新平はボーイスカウト日本連盟の初代総長でもあり、あの半ズボンの姿で知人を訪れる稚気もあったという。

腫瘍実験に励む山極《やまぎわ》勝三郎《かつさぶろう》

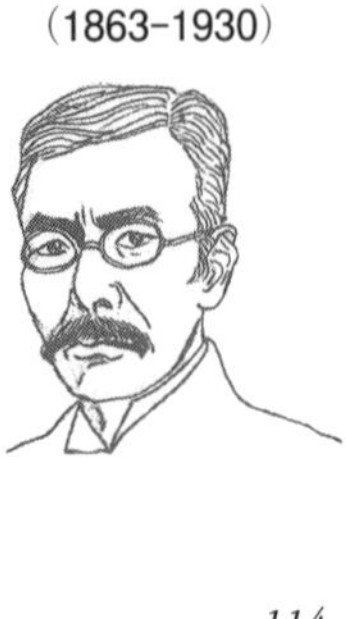

山極勝三郎
（1863-1930）

昭和四一年（一九六六）に東京で開催の第九回世界ガン学会に来日した元ノーベル賞選考委員のフォルケ・ヘンシェンは、山極勝三郎を強く推さなかったことを心から悔やんだという。四度もノーベル医学生理学賞にノミネートされながら、幻に消えてしまったのが勝三郎の人工ガン研究である。皮肉にも四八年後に、彼の功績がアメリカの学者によって証明されたのであった。彼は血を吐きながら研究を続けた。清貧、結核、そして鬼気迫るようなガン研究が、勝三郎という男のキーワードであろう。

勝三郎は文久三年（一八六三）二月二三日、信濃国上田（現在の長野県上田市）に生まれた。父は上田藩の下級武士で山本政策と云い、妻と三男一女の五人暮らし。彼は三番目の子で、生活にゆとりのない親が寺小屋のようなものを開いて生計を立てていたという。

世は尊王攘夷《そんのうじょうい》の動きが騒がしく、外国船が来航しては悶着《もんちゃく》を起こすなどして、幕府も大きく揺らいでいたときである。やがて明治維新。激動の時代を迎えた。武士という身分が廃止されて、父と母は手内職をしながら子どもを学校に通わせている。しかし、勝三郎が公立の旧制上田中学に入った頃、一家は職を求めて上京、勝三郎も卒業と同時に家族を追って東京へ出た。

勝三郎は働きながらドイツ語学校に通い、医師を目指して頑張る。東京帝国大学医学部予科に入学したのは明治一三年（一八八〇）、そして四年後には同郷の医師・山極吉哉の長女と結婚して養子となった。明治二一年（一八八八）、勝三郎は医学部本科の全課程を修了している。在学中の成績はよく、褒賞給付金を支給されて特待生に認められたという。

卒業後の勝三郎を東大の病理学教室が待っていた。明治二四年（一八九一）には助教授となり、ドイツ留学の機会にも恵まれる。目的はコッホの発表したツベルクリンの調査だった。

結核菌を発見したコッホのもとで一年の研究生活を送り、その後ベルリン大学のウィルヒョウ研究室に赴く。ウィルヒョウ教授は学問だけでなく、人格も高潔であった。「いつも人のためになることを地道に実践する」のが信条で、勝三郎は強くその影響を受けたといわれる。

病理学の研究でもウィルヒョウから受けた恩恵は計り知れない。とくに「細胞病理説」や「細胞刺激説」を直接の門下生として学びとることができたのは、留学しての最大の収穫であったろう。新たな研究生活を思い描いて帰国した勝三郎は、明治二八年（一八九五）、東大医学部教授に就任、病理解剖学、とくにガン研究では日本の第一人者と注目される存在になった。

病理学教室では大学病院と東京市立養育院から送られてくる死体を解剖することになっている。明治二二年から同三五年までの間に三〇一四体を解剖し、二三七例がガン腫、うち一〇七例が胃ガンだった。

勝三郎は「治りにくい単純胃潰瘍が暴飲暴食による反復性の刺激を受けてガンになる」という所見をまとめ、同三八年に『胃癌《いがん》発生論』を出版している。これがわが国初の胃ガンに関する専門書であった。勝三郎の研究は続き、やがて人工ガン発生の成功へとつながるのである。

しかし、勝三郎の人生は順風満帆とは云えなかった。帰国後に知らされたのは養父が残した負債で妻が苦労したこと、それを勝三郎が引き継ぐことになる。加えて明治三一年には火災に遭って長女を失い、翌年には自らも結核を発症するという不幸が連続して彼を襲った。

勝三郎は周囲への感染を恐れ、外出には痰壺《たんつぼ》を持参して路上に痰を吐くようなことはなかったという。孫を膝に抱くことも遠慮した。同時代の軍医で作家でもある森鷗外《おうがい》が、結核であることをひたすら隠したのとは対照的である。

関西に出張したときは回復するのが危ぶまれるほど喀血《かっけつ》し、京大病院に入院した。痰に血が混じる症状は晩年まで続いたが、その後は入院することもなく、大学の休暇を利用して国府津の定宿で静養するのが彼の結核とのつきあい方であったらしい。体の調子が悪くないかぎり大学に出かけた。朝八時に人力車で家を出て、九時から三時間の講義を行い、午後は一時間ぐらい椅子をベッド代わりにして昼寝をしていたとか。

それでも勝三郎の研究意欲はちっとも衰えなかった。東大病理学教室の初代教授・三浦守治《もりはる》から続く脚気の研究では、従来の細菌による伝染病説を否定し、米が消化管内で異常発酵を起こすためと考えたが、結果的にはビタミン発見に結びつくものではなかったと云える。ペストやツベルクリンの研究も病理学教室のテーマとなった。しかし勝三郎の代表的な研究といえばガンであろう。それも人工ガンをつくって世界中の注目を浴びたのだ。

勝三郎は煙突掃除夫に皮膚ガンの罹患《りかん》率が高いことに着目、ウサギの耳にコールタールを塗りつける実験を地道に繰り返している。その結果、大正四年（一九一五）遂に人工ガンの発生に成功したのだった。助手の市川厚一と共に三年間にわたる反復実験だったという。

勝三郎はこの研究で、大正一四年（一九二五）から四度もノーベル医学生理学賞にノミネートされた。しかし選考委員会で「東洋人にノーベル賞は早すぎる」という声もあったようで、受賞には至っていない。

人工ガンの成功でノーベル賞を受けたのはデンマークのヨハネス・フィビゲルだった。彼は勝三郎よりも早く寄生虫による人工ガンを報告しているが、一九五二年になってアメリカのヒッチコックとベルが「フィビゲルの観察した病変はビタミンA欠乏症のラットに寄生虫が感染した際の変化であり、ガンではない」と発表、彼の誤りは他の学者によっても証明されている。そして勝三郎の人工ガンは再び評価されたのだった。

昭和五年（一九三〇）三月二日、勝三郎は安らかに永眠、彼の遺体は病理学教室の長與又郎《ながよまたお》によって解剖されている。身長一四九センチ、体重はわずかに三四・五キロだった。享年六七。

急性肺炎による死亡だったが、全身の臓器は驚くほど萎縮していたと伝えられる。気力で長らえた一生だったのだろう。勝三郎は東京都台東区にある谷中天王寺の共同墓地に埋葬された。

風土病を救った宮入慶之助《みやいりけいのすけ》

　敗戦直後の長野県佐久周辺では、腹痛を訴えてきた患者の七〇パーセントに回虫卵を、一二パーセントに十二指腸虫卵を、一〇パーセントに鞭虫《べんちゅう》卵を発見した（『村で病気とたたかう』）と、農村病の若月俊一《としかず》が書いている。そんな時代もあったのだ。

　それほどポピュラーではないが、命にかかわる風土病もあった。日本住血吸虫症である。原因を突き止めたのが宮入慶之助という医師で、類似の感染症に悩む各方面から注目を浴びた。

　慶之助は慶応元年（一八六五）五月一五日、信濃国西寺尾村（現在の長野市松代町）に出生している。その頃、甲府盆地を中心に奇妙な風土病が流行しているのを聞き、早くも慶之助少年に原因を究明したい思いが芽生えたという。

　志がかなって東大医科大学に進み、明治二三年（一八九〇）に卒業、旧制第一高等学校の教授などを経て同三五年（一九〇二）にはドイツのフリードリヒ・レフラー教授のもとに留学、衛生学などを主力に研究する。

　二年後に帰国すると京都帝国大学福岡医科大学（現在の九州大学医学部）の初代衛生学教授に迎え

宮入慶之助
（1865–1946）

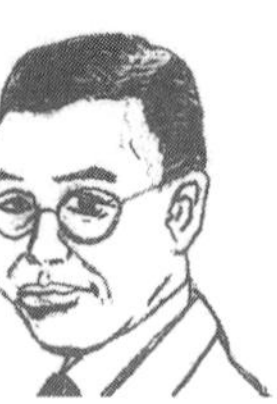

られた。就任して間もなく、筑後川沿岸にも甲府盆地でみられたような風土病が発生していることを知らされる。

限られた地域にだけ見られる奇病だが、広島の片山地方、千葉の利根川流域などにも流行していることがわかった。腹部に水が溜まって膨らみ、死に至る例も少なくないことから、「腹水病」とか「水腫脹満病《すいしゅちょうまんびょう》」と呼ばれて恐れられていたという。

慶之助はさっそく、この風土病の研究に取り組んだ。そして大正二年（一九一三）、共同研究者の鈴木稔《みのる》と共に、佐賀県鳥栖市基里の古溝に棲《す》む小さな巻き貝が住血吸虫症の中間宿主であることを発見、ミヤイリガイと名づけている。

つまり「腹水病」の感染源は、川や田圃《たんぼ》に生息するミヤイリガイであり、住血吸虫の感染期幼虫（セルカリア）が水中に泳ぎ出て人と接触すると、皮膚から体内に侵入することを突き止めたのであった。

セルカリアが皮膚から浸入すると、その部分は痒《かゆ》くなって赤く腫れる。感染後一か月から二か月も経過すると、発熱、腹痛、血便などの症状が表れるが、それは住血吸虫の成虫が腸や肝臓の血管の中に産卵を始めるからであった。

虫卵は肝臓の門脈や腸の血管に詰まり、激しい免疫反応を引き起こす。そのため腸では虫卵の周辺組織が破壊され、出血するようになる。また肝臓では肝細胞が免疫細胞に圧迫されて機能が失われていく。

数年経《た》つと肝硬変になり、腹水が溜まると同時に脾臓《ひぞう》も腫れてきて、放置すれば死に至る、というわけだ。こうして「腹水病」などと呼ばれた疾病は、日本住血吸虫症という感染症であることが明らかにされたのである。

病名と原虫に日本の名が冠せられたのは、疾患の原因となる病原体（住血吸虫）の生体が、世界で初めて日本国内で発見されたからであり、日本固有の疾患というわけではない。住血吸虫症の主な病原体のうち、日本住血吸虫、マンソン住血吸虫、メコン住血吸虫は肝臓の疾患を、またビルハルツ住血吸虫は膀胱《ぼうこう》の病気を引き起こす。

日本住血吸虫は中国やフィリピンを中心に年間数千人から数万人の感染者が発生しており、ＷＨＯ（世界保健機関）によって現在も対策が続行中だ。幸い日本国内では昭和五三年（一九七八）に山梨県で発生したのを最後に発生していない。平成八年（一九九六）になって山梨県が終息を宣言、日本は住血吸虫症を制圧した世界唯一の国となったのだ。

日本が住血吸虫症の撲滅に成功したのは、中間宿主のミヤイリガイを駆除したからである。薬剤や火力による殺貝と、ミヤイリガイが生息している用水路をコンクリート化して流れを速め、貝が生息できないようにする対策がとられた。いまでもかつての流行地では、春と秋の二回、用水路をめぐってミヤイリガイの生息確認を続けているという。

慶之助が住血吸虫症の感染に貝が関わっている事実を発見したことは、世界的に注目された。海外でも住血吸虫症の感染経路の特定が進み、アフリカなどで別の住血吸虫症の中間宿主として貝が発見されている。

イギリスの熱帯医学者であるブラックロック教授は、慶之助の功績を重視してノーベル医学・生理学賞に相当すると推薦した。残念ながら実現はしなかったが、慶之助は世界的な医学者となったのである。

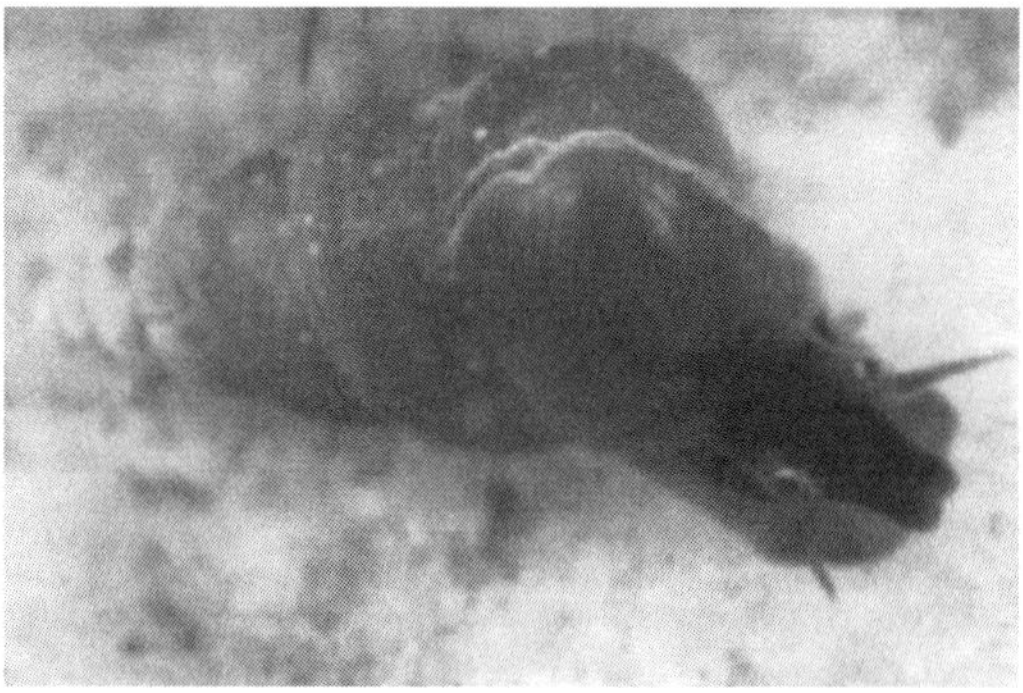
ミヤイリガイ（住血吸虫症の中間宿主）

ところで、寄生虫病は決して過去のものではなかった。地球温暖化につれて新たな懸念も広がっている。温帯や寒冷地の気温上昇は昆虫の生息範囲を広げ、最近、ヒトスジシマカが北日本で見つかるようになったとか。
この蚊が熱帯地の疾病であるデング熱を媒介することで流行が心配されているのだ。環境条件の変化で媒介動物との接触が容易になれば、いまは熱帯病といわれている寄生虫病が日本で流行する可能性もないとは云えない。
南米で原生林を伐採して平地に水が溜まると、ハマダラカが新たに棲みついてマラリアが大流行したとか、西アフリカの巨大な人造湖であるボルタ湖は水系の拡大で住血吸虫が寄生する貝を一挙に増やしてしまい、湖付近に住血吸虫症の感染者が目立つようになった等々。これからも寄生虫と疾病の問題は、新鮮な話題となるだろう。

慶之助は大正一四年（一九二五）に九州大学を退官、その後も寄生虫学の研究を続けている。「粘り強く、辛抱強く」が彼のモットーだったという。昭和二一年（一九四六）四月六日、八一歳で永眠した。

慶之助の功績を後世に伝えようと、彼の生まれ故郷には「宮入慶之助記念館」が建設され、日本住血吸虫症制圧の歴史を紹介、ミヤイリガイの標本などを展示している。小さな記念館ではあるが、彼の熱い思いを偲《しの》ぶ人たちが絶えたことはないという。

勲章が虚しい志賀《し》賀《が》潔《きよし》の晩年

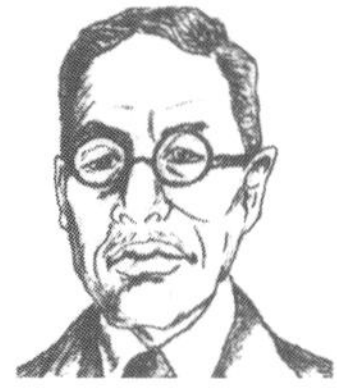
志賀潔
（1870–1957）

病原菌の学名に日本人の名が冠せられている例は少ない。Shigellaという赤痢菌の学名はその例だという。赤痢菌の発見者は志賀潔である。日本のめまぐるしい近代化の中で、世界に通用する科学研究の成果を挙げたのだ。

しかもその私生活は信じられないほど清貧で、数々の名誉を得ながら質素に暮らした事実は、驚きを隠せない。それは彼の性格なのだろうか。としても、彼の晩年は文化勲章が虚《むな》しく思えてくる貧しさであった。

潔は明治三年（一八七〇）一二月一八日、陸前国宮城郡（現在の仙台市）に仙台藩士・佐藤信の子として出生。幼名は直吉であったが、七歳のとき母方の実家である志賀家の養子となり、潔と改めている。志賀家は藩医を務める家柄で、潔も少年の頃から医者になることを志していた。

第一高等中学校を経て明治二五年（一八九二）に帝国大学医科大学（後の東大医学部）に入学、卒業と同時に北里柴三郎に憧れて大日本衛生会伝染病研究所に入所、自ら志望して細菌学を研究することになった。

入所翌年には早くも赤痢菌を発見して注目を浴びる存在になっている。『細菌学雑誌』に「赤痢病原研究報告第一」を発表、同三一年には要約論文をドイツ語で発表した。この研究で赤痢菌には潔にちなんだ学名もつけられ、翌年には内務省技師・伝染病研究所第一部長に抜擢される。

そして同三四年にはドイツのフランクフルトに留学、パウル・エールリッヒに師事して細菌学の研究に磨きをかけたのだった。四年間のドイツ留学中に潔は有益な研究をしているが、ベンチジン系赤色色素の治療効果を明らかにし、トリパンロートと命名したのはその代表であろう。

明治三八年に帰国した潔は学位を取得、さらに当時の大論争となっていた脚気の追試を繰り返し、細菌起源説を否定、東大派と対立した。潔の主張は高木兼寛や北里柴三郎の唱える脚気栄養説を支持する形となり、結果的には論争に終止符を打つことになる。

明治四五年(一九一二)、再びドイツに渡ってエールリッヒに師事した。やがて伝染病研究所が内務省から文部省に移管し、東大の下部組織に組み込まれるという事件が起こる。反発した所長の柴三郎が席を蹴って退職、私財を投じて北里研究所(現在の北里大学の母体)を創設した。この動きを聞いて帰国した彼は、柴三郎を追って北里研究所に移り、新たな研究生活を始める。潔は柴三郎が慶應義塾大学に医学部を創設すると、その細菌学教授に迎えられた。大正九年(一九二〇)のことである。

しかし同年秋には朝鮮総督府医学院長・京城医学専門学校長に転ずることになり、朝鮮に向かう。大正一五年(一九二六)には京城帝国大学(現在のソウル大学)が創設され、医学部長に就任、さらに三年後には同大学の総長に担ぎ上げられた。だがここで、思わぬ事態が待っていたのである。

総長に就任した潔は、「ライの歴史とライ病の研究」と題して記念講演を行ったのだが、その内容をめぐって一部の教授たちから非難され、任期を待たずに辞任することになったのだ。当時ライは不治の伝染病と忌み嫌われていたのに、潔は細菌学の立場からライ菌は弱い病菌であり、「栄養改善や衛生の配慮で防止できる」と力説したのである。

現在の視点からみれば常識的な内容を話したに過ぎない。そして「去勢を施せば夫婦が一緒に暮らすことも許すべきである」と訴えたのであった。ライ救済の方策として「去勢」を訴えたのは、「断種」の取り違いであろう。

だが当時の医学界では、ライ患者を隔離して収容すべきであるという保養所サイドの意見が支配的であり、少しでも緩和しようとする論は排斥されていた。潔の主張は隔離よりも人間らしさを回復させたい一心で訴えたものと解釈したい。これが思わぬ反発を招いたのである。

昭和六年（一九三一）、潔は大学を去って内地に戻り、北里研究所の顧問となった。イギリス王室熱帯病学会名誉会員、パスツール研究所賛助会員、ドイツ学士院自然科学特別会員、ハーバード大学名誉博士など海外からも評価されていた潔のその後は、あまり報じられていない。昭和一九年（一九四四）に文化勲章を受けたときと、同二三年に日本学士院会員になったことが話題になった程度であろうか。

しかしここに、写真家の土門拳が潔の引退後を捉えた意外な写真がある。それは、およそ世界的に有名な細菌学者とは思えぬほど零落した姿であった。「障子一面に新聞紙が張ってあった。（中略）部屋が重苦しく暗かった。（中略）赤貧洗うが如《ごと》き生活に、余生を細らせているのである。（中略）文化勲章を見せて下すったが、（中略）ボロボロの畳の上で見ると、その金銀のあでやかさも、何かそらぞらしいものに思えた」（土門拳『風貌』より）という一文を読んで、わたしの胸はうずいた。

おそらく宮城県山元町の疎開先で、そのまま晩年を過ごしているとき、土門が撮影に訪れたのであろう。そのとき彼が目撃したのは、モンペをはいた丸顔の小さな爺《じい》さんが、自分で修理したメガネをかけてポール・ド・クライフの『微生物の狩人』を読む姿だったとか。

病身の息子とその妻と、三人の孫が一緒に暮らしていたという。それにしてもなぜ、ここまで貧しいのか。潔の経歴から見ても相応の生活レベルが約束されたはず。とても信じがたい光景である。あるいは清貧を求めるのが潔の生きざまだったのであろうか。

昭和三二年（一九五七）一月二五日、潔は老衰のため八六年の生涯を閉じた。彼の葬儀は仙台市による市民葬として営まれ、名誉市民でもある彼の胸像が、仙台市の勾当台公園に建立されている。墓は仙台市北山の輪王寺の一画にひっそりと立っていた。

女医教育に生きた吉岡彌生《よしおかやよい》

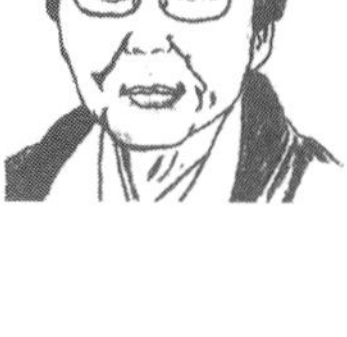
吉岡彌生
（1871-1959）

日本で二七人目に女医の資格を得た吉岡彌生は、自分の意志を同性のために役立てようと、女子専門の教育機関を興し、その生涯で七〇〇〇人の女医を育てた。女子に学問は不要という時代の風潮に敢然と挑んだ彼女は、今日の東京女子医科大学を実現したのである。これは世界的にも例のない偉業であろう。

彌生は明治四年（一八七一）三月一〇日、遠江国《とおとうみのくに》土方《ひじかた》村（現在の静岡県掛川市）に、漢方医の鷲山《わしやま》養斎の娘として生まれた。母のみせは萩間村の庄屋の娘であったが、丙午《ひのえうま》生まれは結婚すると夫を死なせるという迷信のため婚期が遅れ、二四歳で三人の子持ちの後妻になったという。

異母兄弟を合わせて八人の大所帯であった。一八歳のとき彌生は女性ながら医師になることを志して上京、まず本郷湯島の済生学舎に入学する。この学校は日本医科大学の前身だが、当時は珍しく女子も入学できる医術開業試験のための予備校であった。

済生学舎の同期には中原篷《とま》がいて、彼女と彌生は互いに励ましあい、明治二五年に揃《そろ》って開業試験に合格している。医師免許証を手にすると篷は郷里の山口県三隅村に帰り、内科と産婦人科の医院を開業、山口の女医第一号となったが、彌生はまだ開業するよりも医学を究めたいという思いに駆られ、東京至誠学院に入ってドイツ語を学ぶことに。そして学院長の吉岡荒太から求愛され、明治二八年（一八九五）に結婚、二年後には東京至誠医院を開設した。

明治三三年（一九〇〇）、女医のため唯一門戸を開いてきた母校の済生学舎が、専門学校への昇格を理由に女子の入学を廃止することになった。納得できない彌生は恩師・長谷川泰《たい》の勧めと学業途中で済生学舎を締め出された女子学生の哀願もあって、至誠医院の一室に東京女医学校を創立している。同四一年（一九〇八）には四名の第一回卒業生を女医として世に送り出し、同四五年には昇格して東京女子医学専門学校になった。その間、東京至誠医院は規模を広げて病院になり、牛込区市ヶ谷河田町の陸軍獣医学校跡地に移転している。大正九年（一九二〇）には女子医専が文部省指定校となり、卒業生は無試験で医師の資格を得られるようになった。

病弱な夫を抱えながら彌生は、至誠病院の院長と女子医専の校長を兼務して多忙を極める。彌生は自ら教壇にも立ち、ドイツ語と生理学を講じた。長男を出産するとき分娩室《ぶんべん》に学生を立ちあわせて実地見学させた話は、彌生の気概を示す例として語り継がれている。

ところで見落とせないのは、この時代に「女子教育亡国論」を高らかに論ずる輩《やから》が多かったことであろう。とくに女医教育への風当たりは強かった。「女が高等教育を受けると婚期を逸する。そんな不幸を招いてまで、なぜ女医になろうとするのか」と声高に叫ばれ、「医者に手術はつきものだ。人体にメスを入れて血を流すのを平然と見るような女が増えることは、古来の日本婦道に反し、国を滅ぼすことに通じる」という暴論まで公然と飛び交ったのである。

医師の社会的本質と女性の自立を無視した不条理な理屈がまかり通った時代は恐ろしい。済生学舎が途中で女子の門戸を閉ざしたのも、これらの無謀な圧力があったからであろう。それだけに、あえて女子専門の医師養成に起ち上がった彌生の決断は賞賛されてよい。彌生を支えた夫の荒太も偉かった。その荒太は持病の糖尿病が悪化して大正一一年（一九二二）に五五歳で永眠している。最期まで彌生をサポートし、女医教育の情熱をわかちあう生涯であった。

夫の死後も彌生の奮闘は続く。彼女の診療態度を見た人は一様にその熱心さを語っている。まず患者に云いたいだけ喋《しゃべ》らせることから彌生は応じた。静かに聞いてやり、その中からポイントを探り出す。それを根拠に診断するというやり方だった。患者に傲慢でもなく、謙遜でもない。まるで気心の知れた近所のおばさんと話すように、患者は悩みを打ち明け、「はい、わかりました。骨を折ってみましょう」と云われると、頼もしい安心感を抱いたのである。

女医の病院というだけに、女性の患者が多かった。男の医師に裸を曝《さら》す恥を免れるだけでも救いに感ずる患者が多い。とかく患者は神経質になりがちだが、彌生はそんな患者に余裕をもって接した。楽天家の性格がその風貌にも表れている。彌生は患者ばかりでなく大学や病院のスタッフからも信頼され、慕われた。

しかし昭和に入って世の中がキナ臭くなってくると、彌生も国策に利用された時期がある。昭和二年（一九二七）の東京連合婦人会委員長を皮切りに、同一七年には愛国婦人会評議員、大日本連合女子青年団理事長など、軍国政策に巻き込まれていった。

戦後、彌生は公職追放となり、東京女子医学専門学校長を辞任、追放が解除されるまでの四年間を、ひたすら読書と身辺の整理で過ごしたという。復帰したのは昭和二六年、やがて大学に昇格した東京女子医科大学の学頭に就任し、至誠会会長も兼ねている。

さらに日本女医会長、教育審議会委員、日本医師会参与などの対外活動にも積極的に取り組み、年齢を感じさせないほどの健在ぶりを発揮していたとか。彌生の老後も充実していた。それは昭和三四年（一九五九）五月二二日、八八年の幕を閉じるまで続いたと伝えられる。

彌生の亡骸は遺言により献体され、彼女が育てた大学で解剖された。いま東京女子医大は養成医師や附属病院の評価だけでなく、心臓病、消化器、脳神経、糖尿病の各センターなど多様な専門施設を持つ医療機関として、基幹的な役割を果たしている。

梅毒の新薬に挑む秦佐八郎《はたさはちろう》

秦佐八郎
（1873-1938）

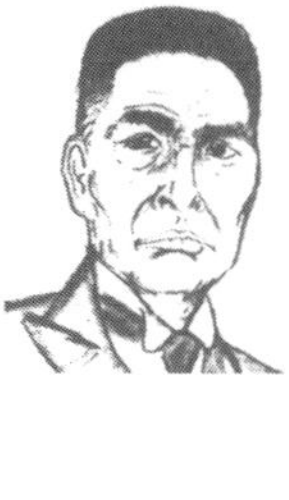

親の病気が子に祟《たた》る感染病がある。その一つが梅毒だ。一四九三年頃コロンブス遠征隊によってヨーロッパ中に広められ、室町後期の永正九年（一五一二）には日本にも伝染してしまったという因業な性病だ。

杉田玄白は『形影夜話』で「梅毒ほど世に多く、しかも難治にして人の苦悩するものなし」と嘆いている。また幕末に来日したポンペは売春と梅毒の因果を厳しく指弾した。

きらびやかな夜の世界に黒子のように潜む梅毒。それがじわじわと庶民の生活まで犯していく。梅毒の薬といえば水銀剤ぐらいしかなかった。その効果もはかばかしくはなく、使っているうちに恐ろしい水銀中毒になる。

草津の湯も薬も効かないとなれば神頼みしかない。というわけで江戸には、笠森神社に土団子を備えて治ると米の団子に替える風俗まで生まれた。その梅毒の特効薬の開発に名を挙げたのが秦佐八郎である。

佐八郎は明治六年（一八七三）三月二三日、島根県都茂村（現在の益田市）の豪農・山根道恭《みちやす》の八男として生まれた。少年の頃の佐八郎は腕白で、よく大きな酒樽《さかだる》に放り込まれたとか。

それでも一四歳のとき姻戚の秦家から養子に迎えられる。成績のよい佐八郎が狙われたのだった。「岡山の学校に入れる」と誘われて心が動いたと、後日に佐八郎は養子に行く決心の理由を述べている。

秦家の人となった佐八郎は、明治二四年（一八九一）に私立岡山薬学校（現在の関西高等学校）を卒業して第三高等中学校医学部（現在の岡山大学医学部）に入学した。成績はずば抜けてよく、教師からも一目置かれる存在だったという。

同二八年、医学部を卒業すると間もなく養家の長女チヨと結婚、その年に一年志願兵として東京近衛一連隊に入隊した。佐八郎が研究生活を始めたのは兵役を終えて岡山県立病院の助手になった同三〇年からである。ここで内科学を井上善次郎から、医化学を荒木寅三郎《とらさぶろう》から学んだ。

そして翌年には単身上京して大日本衛生会経営の伝染病研究所に入り、憧れの北里柴三郎に師事することになる。同研究所は翌年に官立となり、佐八郎は臨時ペスト予防液製造事務取扱と臨時検疫事務官を兼務した。

明治三二年の晩秋には日本で初のペストが発生、佐八郎は第一線で防疫の実務も体験している。彼とペストの関わりはヨーロッパ留学に発《た》つ同四〇年まで続き、柴山五郎作と共に「ペスト予防法」を策定した功績は大きい。

後にエールリッヒが梅毒化学療法の共同研究者として佐八郎を選んだのも、彼が長年にわたって危険なペストの研究と防疫に当たってきた実績を買ったからと伝えられる。

佐八郎は国立血清薬院の部長を兼務しながら、伝染病研究所には一〇年間在籍した。その間、明治三七年には日露戦争のため軍医として従軍し、南満州の野戦病院で伝染病患者の治療に当たっている。翌年、似島検疫所新設の仕事に回されたり、大阪の陸軍病院で伝染病室と細菌検査室を管理したりして多忙を極めた。そして除隊。国立伝染病研究所第三部長となり、同四〇年、いよいよドイツ留学となる。

ドイツに渡った佐八郎は、ベルリンのロベルト・コッホ細菌研究所でワッセルマンのもと免疫の研究をして一年を過ごした。その後モアビット市立病院に移り、ヤコビーと共同研究をしながらエールリッヒが所長を務めるフランクフルトの国立実験治療研究所へ移るチャンスを模索する。ヤコビーもエールリッヒの弟子だったので紹介の手紙を出してもらったが思わしくないため、佐八郎は自ら手紙を書いて間もなくエールリッヒ研究所に乗り込んだ。

案ずるより産むが易しとはこのことか。何とエールリッヒは佐八郎のため研究室と助手まで用意して待っていたのである。手始めに彼がやったのはベルトハイムが合成した砒素《ひそ》製剤６０６号と名づけられた試料（砒素化合物ジオキシ・ジアミド・アルゼノベンゾール）の効果と毒性を動物実験で確かめることだった。

そして有効性が確認されると、エールリッヒは製造特許を申請し、一九一〇年の第二七回ドイツ内科学会で「６０６号の梅毒に対する化学療法の総論」をエールリッヒが、「その動物実験」を佐八郎が、「臨床治験の成績」をシティバーとホッペが、共同で発表したのである。

この研究成果は同年、エールリッヒと佐八郎の共著で『スピロヘーターの実験化学療法』と題して刊行された。ドイツの製薬会社へキストはこの薬を「サルバルサン」と名づけて全世界に発売している。サルバルサンとはラテン語で「救う」という意味である。この薬は幾千万の梅毒患者の福音となった。佐八郎は成果に満足して帰国の途に就いている。

帰国してからの佐八郎の活躍もめざましかった。明治四五年に「螺旋《らせん》菌病のヘモテラピー」で医学博士の学位を受け、大正二年(一九一三)には日本結核予防会の設立に参画したり、早くも国産のサルバルサン製造に動いている。翌年には伝染病研究所の文部省への移管で北里柴三郎所長と共に辞職し、新たに設立した北里研究所の部長となった。

第一次世界大戦が勃発したのは同三年、ほとんど輸入に頼っていたドイツからの医療品が途絶え、とくに医薬品の国産化は焦眉の課題となる。数年前から準備していた606号の国産についても、国と鈴木梅太郎などの協力を得て具体化した。「アルサミノール」の名で三共(現在の第一三共製薬)から発売されたのが、わが国初の駆梅剤である。

大正九年、佐八郎の実績が認められて慶應義塾大学医学部教授に迎えられた。細菌学と免疫学を講じたが、学生の間では人気があったらしい。その頃の医学部では、学生をグループ別に分けて年に数回、教授と親しく話しあう「補導会」を設けていたとか。

佐八郎は自宅で観菊会を催した。「菊を仕立てるには春先の芽が出る頃にいじめてやることも大切。

諸君は養分のたくさん要るときだ。食卓のものはみな平らげてくれ」と云って、説教らしいことはなかったという。

佐八郎の存在は国際的になっていた。大正一二年にはロックフェラー財団の招きでアメリカとカナダの医事衛生を視察、各地で記念講演も行っている。三年後にはドイツ自然科学院会員に推挙された。そして昭和八年（一九三三）には帝国学士院（後の日本学士院）に勅撰《ちょくせん》され、終身勅任官待遇を受けている。

昭和一三年（一九三八）の夏、佐八郎は脳軟化症のため慶應義塾大学病院に入院、同年一一月二二日、帰らぬ人となった。医学にすべてを捧げたような六五年間の人生に幕を閉じたのである。佐八郎の功績を讃《たた》えて日本化学療法学会は「志賀潔・秦佐八郎賞」を設けた。彼の墓は東京都府中市の多磨霊園にある。

漢方の復興と闘う湯本求真《ゆもときゅうしん》

西洋医学の導入で漢方医学がどん底の時代に、あえて漢方に医療の活路を見いだした医師がいる。湯本求真だ。疫痢の娘を救えなかったのが転機になったという。そして滅びゆく漢方を現代医学の中に再現させようと、心血を注いで書き上げたのが『皇漢医学』であった。貧しい生活から自費出版されたこの書は、漢方復興の原動力となったのである。

求真は明治九年（一八七六）三月二一日、石川県の崎山村（現在の七尾市鵜浦町）に生まれた。名を四郎右衛門《しろうえもん》といい、求真は号である。同二四年に石川県立師範学校に入学したが、医師になる志を立てて金沢医学専門学校（現在の金沢大学医学部）に転じた。

同三四年に卒業、二年後には七尾町で医院を営むかたわら七尾娼妓《しょうぎ》病院と七尾の警察医を兼ねている。やがて日露戦争が勃発して日本赤十字社救護班員を志願、第九師団司令部から徴兵副医官の待遇を受けた。兵役を終えた後、求真は東京へ出て淀橋に医院を開くが、しばらくして故郷へ帰り開業する。間もない明治四三年、この辺一帯に疫痢が流行した。求真は寝食を忘れて治療に奔走したが、この疫痢で愛娘と祖父母を相次いで失ってしまう。

湯本求真
(1876-1941)

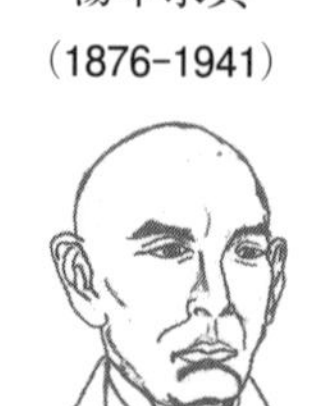

求真は、それまで修得した医学に疑問を持ち始め、医者としての自信も失って酒浸りの日々が続いた。その頃を振り返って彼は自著『皇漢医学』の序文に、「長女を疫痢で失った。修得した医学が頼りにならなくて恨み、煩悶《はんもん》、懊悩《おうのう》すること数か月、精神がほとんど錯乱するほどになった」と書いている。

そんな苦しみの中で求真が出会ったのが、和田啓十郎の『医界之鉄椎』であった。西洋医学に対する信頼の念を動揺させていた求真は、漢方医学に新生面を求めて啓十郎に入門を申し込むが、なぜか断られてしまう。すでに医師となっている求真に、自分が味わった貧窮生活を体験させたくない、というのが理由であったと伝えられる。だが求真は諦めなかった。書物を集めては漢方医学に没頭し、疑問点や治療法を啓十郎との書簡のやりとりで学んでいる。

二人は一度も顔を合わすことのない師弟であった。求真は辛抱強く漢方医学を学び続け、西洋医学の長所を採り入れた研究を進める。大正二年（一九一三）、七尾府中町に「和漢洋医折衷診療院」という物々しい看板を掲げた。しかし師・啓十郎への書簡には「真を究めつくしたなどと自惚れてはいません」と書き、並々ならぬ向学心を吐露している。やはり七尾に落ち着いていることはできず、同四年には神戸に、さらに東京へと転々、漢方医学を求め続けることに。

大正九年（一九二〇）、求真は再び東京へ出て滝野川で開業、かたわら現代医学の中に漢方を再現させようという思いで著作の執筆を始めた。求真の診療所兼住居は平屋建ての古ぼけた家屋で、一日に五、六人も患者が来るかどうかの状況だったという。

そんな生活の中で書き上げたのが、昭和二年（一九二七）に自費出版した『皇漢医学』の第一巻であった。翌年には第二巻、第三巻と続けざまに脱稿、出版の運びとなっている。『傷寒論』と『金匱《きんき》要略』に盛られた張仲景《ちょうちゅうけい》の医学を解説し、治療の法則を述べ、これに日本の先人の知見を加えた漢方医学の入門書が完成したのだ。この『皇漢医学』を読んだ大塚敬節《よしのり》が感激のあまり故郷を飛び出し、求真に師事したほどである。敬節は後年、矢数道明と共に日本の漢方界を牽引《けんいん》するリーダーとなった。

『皇漢医学』で求真は、当時の西洋医学者が絶対視していた細菌病理学説について、「いかに伝染病といえども内因の存在という前提なくしては起こり得ないし、また発現した伝染病に対しても百人百様の症状を呈するもの」と指摘している。さらに「その病原体を殺滅するにしても、生体に何の副作用を与えずに行うことは不可能であり、その発現する病状と病者の体質および病毒の所在に従って細菌性毒素を駆逐すべく『傷寒論』における汗、吐、下の攻撃療法が適切である」と説いた。

また漢方は単味のみの薬効を期待するのではなく、複合の相乗作用の発現を期待するものであるとも強調している。現代の薬学でいうシナジズム効果を、早くも喝破したのだ。そして「漢方の配合は数千年間の経験により帰納したもので、一湯であまたの能力を発揮する。これは病名治療一辺倒の現代医学の虚をついたものであり、統一連絡ある配剤の妙は、おでんの味に共通するもの」とも述べている。

求真は吉益東洞《よしますとうどう》などの古方の視点に徹する一方で、西洋医学を身につけた医師として漢方を応用した。つまり古方プラス求真の経験が『皇漢医学』の真価と云えるだろう。そして桂枝湯《けいしとう》に半夏を加えた桂枝加半夏湯や、猪苓湯《ちょれいとう》に薏苡仁《よくいにん》を加えた猪苓加薏苡仁湯、葛根湯《かっこんとう》に薏苡仁を加味した葛根加薏苡仁湯などを創方している。

　求真は薏苡仁の加味が巧みであった。葛根加薏苡仁湯はコレラや腸チフスの劇症に欠かせない処方で、求真が日露戦争に従軍したときの経験から生みだされたものであろう。ほかにも求真が「余の創方なり」と『皇漢医学』に述べているものに、麻黄加桔梗湯《まおうかききょうとう》、大柴胡加厚朴湯《だいさいこかこうぼくとう》など数多い。しかし高弟の敬節によれば、「求真の常用処方はわずかに一〇数方で、附子剤《ぶしざい》はほとんど使わず、瀉剤《しゃざい》をもって難病を治療していた」という。

　ともかく、『皇漢医学』が漢方復興のきっかけとなった歴史的な著作であることは間違いない。出版されるや中国語にも翻訳され、中国の伝統医学存続にも寄与することができた。いま、わたしたちが医療保険で漢方製剤の恩恵にあずかることができるのも、求真のような先人のおかげであろう。

　求真の門からは大塚敬節、清水藤太郎など、多くの学者が巣立ち、医療の場で活躍した。求真は昭和一六年（一九四二）一〇月二二日、九州へ出張の折、六六歳で急逝。彼の命日にはいまなお業績を讃える漢方医たちによって法会が営まれている。

歯科医学を確立した島峰徹《しまみねとおる》

島峰徹

（1877-1945）

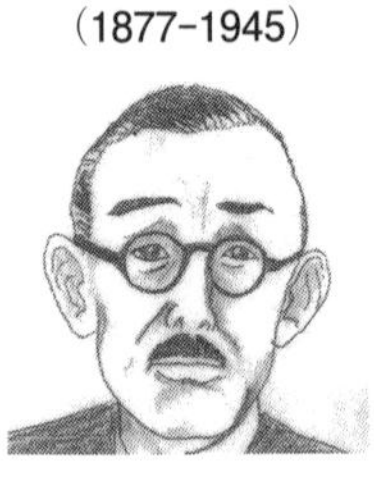

食べ物を摂取する口腔《こうこう》は、健康を維持するかなめであり、人体のバランスを支える重要な器官である。その専門医が歯科医師というわけだが、なぜか日本では一般医師よりも一ランク低くみられる傾向があるようだ。旧帝大に歯学部がなかったことや、医師法と歯科医師法の分離などがそれを物語っている。

この現実に異議を唱え、受け入れられないと知って敢然と東大を見限った男、その名を島峰徹という。彼は八年間のヨーロッパ留学で歯科学の重要さを痛感していた。それなのに頑なな権威主義が学内を牛耳っているのに抵抗し、外に出て後の東京医科歯科大学の母体を築いたのである。徹は日本における近代歯科学のパイオニアと呼ぶにふさわしい。

徹は明治一〇年（一八七七）四月三日、新潟県の石地村（現在の柏崎市）に生まれた。島峰家は越後長岡藩の藩医を務める家柄であったが、父の恂斎《じゅんさい》は晩年に長岡会社病院（現在の長岡赤十字病院）設立に尽力したと伝えられる。徹はその長男だが、少年期は腕白だった。新潟中学から海軍兵学校に合格するが父の反対で断念。また政治家を志して法科に通ったこともあったが、家業を継ぐため金沢医学専門学校（現在の金沢大学医学部）に入学した。

　しかし帝大をめざして退学、旧制第四高等学校から出直している。その間、父の死去で困窮したが、長岡社（長岡藩出身者のための育英事業団体）の貸費生となって乗り切り、東京帝国大学医科大学を卒業したのは明治三五年（一九〇二）だった。すぐ東京市養育院の医師となって生活費を稼ぎ、二年後に小金井良精《よしきよ》教授の解剖学教室に入局する。彼が歯科学を専攻するようになったのはドイツに留学したのが転機だった。

　明治四〇年（一九〇七）、徹はドイツに渡り、ベルリン大学歯学部に入学。一年半で一般歯科過程を修了するとウィリーゲル教授から口腔外科学と歯牙の病理学の研究テーマを与えられ、「歯髄炎」に関する論文を発表している。二年後にはヴロツワフ大学に転じ、バルチ教授の助手となって歯牙病理組織学と保存療法学を学び、「第二セメント質」に関する研究を発表。これは後に学位論文となった。

　その後も同大学のクラーチ教授から医化学を、バイファー教授から衛生学を学び、同四四年に「口腔細菌と梅毒の純粋培養」に関する論文を発表して注目される。そして同年に文部省の在外研究員となり、官費留学が認められた。大正元年（一九一二）にはベルリン大学から業績を評価され、歯科医学研究科主任として採用されることに。それは当時の日本人留学生として破格の待遇であったに違いない。

　大正三年（一九一四）にはロンドンで開催の万国歯科医学会に日本代表として出席したものの、間もなく第一次世界大戦の勃発でアメリカに渡り、ペンシルベニア大学に滞在して各地の歯科教育などを視察した。徹が帰国したのは同年末のこと。母校の東京帝大医科大学に歯科学教室の講師として迎えられたが、教室を主宰する石原久教授が歯科医を医師より低く見る傾向に我慢できず、大正四年に医術開業試験委員になったのを機に、永楽病院歯科医長に転出してしまった。母校にベルリン大学のような歯学部を創設しようとした徹の夢は砕かれたのである。

しかし徹は留学で得た先進歯科学を駆使して、永楽病院の診療の充実に努めた。そうした活動が石原教室の医局員を呼び込む結果を招き、徹と久との間には決定的な亀裂が生ずることに。それでも永楽病院での実績が評価され、大正六年には文部省歯科病院の設立と同時に徹は院長に就任したのだった。彼はその病院を足場に、西洋に負けない日本の歯科教育機関設立へと動き出すのである。

それまでの医学界は、医師と歯科医師が画然と区別されていた。それは明治三九年(一九〇六)に制定された医師法と歯科医師法の分離によっても明らかである。大学を卒業した医師は「学士」だが、専門学校しかない歯科医師の場合は「得業士」の資格しか得られなかった。それは軍医になっての待遇にも響き、帝大の歯科教室にも反映していたのである。

しかも歯科教育は専ら私学に丸投げの形になっていた。東京歯科、日本歯科、東洋歯科(現在の日大歯学部)、大阪歯科などがあるだけで、歯科医の絶対数も不足しており、優れた人材を育成するには官立の歯科が必要と徹は考えたのである。

大正八年には分科大学制が廃止されて医科大学は東京帝国大学医学部となったが、歯科教室の差別は変わらなかった。徹は講師を辞したあと、門下生の長尾優らに初めて歯科医師養成学校設立の意志を打ち明け、関係筋に奔走し始めることになる。

歯科医学校の設立は難航したが、どうにか政界を動かした頃、関東大震災で復興までの間は凍結されてしまう。ようやく「東京高等歯科医学校」が創立され、徹が学校長の発令を受けたのは昭和三年（一九二八）のことである。翌年、一期生一〇〇人の入学式が行われ、日本の官立歯科教育がスタートした。東京商大の校舎の一部を借りて講義し、解剖実習は東大まで出向いての不自由さは長らく続いたが、建学の意義は大きい。

教授陣にはベルリン大学から歯学部長を招いたり、徹が留学時に知りあったコネで多くの学者を招聘することができた。それに長尾優、高橋新次郎らの帝大組が加わり、短期間に日本を代表する歯科医学の教育研究機関を構築することができたのである。

同校は昭和一九年に、長引く戦争による医師不足に迫られた国策として医学部を併設し、「東京医学歯学専門学校」と改称。徹は引き続き校長の職を全うして同二〇年（一九四五）二月一〇日、現職のまま六七歳で亡くなった。現在の「東京医科歯科大学」はこのような流れをたどって建学されたのである。

徹の著作は少ない。著書は『歯と健康』（内務省衛生局）、正木俊二と共著の『家庭科学体系＝歯科・応急手当』（文化生活研究会）、檜垣麟三《ひがきりんぞう》と共著の『小児歯牙疾患』（金原書店）がある程度。しかし『歯科学報』や『済生』などの定期刊行物にはよく寄稿していたと伝えられる。

著作よりも彼の遺志を継ぐ多くの優れた歯科医が生まれたことが彼の遺産であろう。ざっと数えても日本歯科医学会の初代会長・長尾優をはじめ九州歯科大学長・永松勝海、日本矯正歯科学会長・高橋新次郎、日本口腔科学会長・加来《かく》素六《そろく》、神奈川歯科大学長・檜垣麟三、そして大阪大学歯学部創立に尽力して初代歯学部長となった弓倉繁家《しげいえ》など、現代日本の歯科医学を築いた多くの人たちがずらりと並んでいる。

計画出産と取組む荻野《おぎの》久作《きゅうさく》

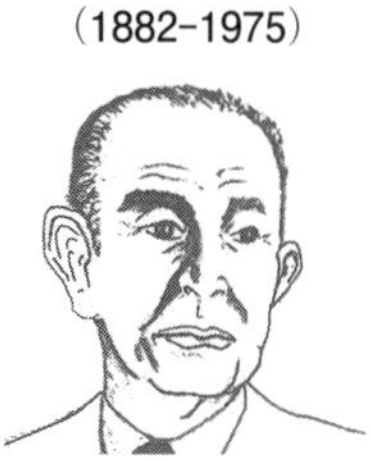
荻野久作
（1882–1975）

一五年戦争で敗れるまでの日本女性は、いわれのない差別の中で生きていた。とくに農山村では足入れ婚が当たり前で「三年子なきは去る」といわれ、労働力としての多産を要求されて体を壊す女性も絶えない状況が続く。反面、生活困窮を理由に無理な妊娠中絶や間引きなども日常的に行われていた。

新潟の病院に赴任して産婦人科の診療に携わった荻野久作は、そんな過酷な現状を嫌というほど知らされたという。そして計画的な出産を研究した結果、副産物として一人歩きをしてしまったのがオギノ式避妊法と云えるだろう。それは確かな避妊が望めないため久作としては不本意であったが、皮肉なことに世界的に喧伝《けんでん》され、医師としての名を高めることになったのである。

久作は明治一五年（一八八二）三月二五日、愛知県八名郡下川村（現在の豊橋市下条東町）に農家の二男として生まれた。父の姓は中村だが一九歳で荻野家の養子になる。旧制第一高等学校を経て明治四二年（一九〇九）に東京帝国大学医学部を卒業した。

しばらく同大病院で勤務したのち、同四五年、新潟市の竹山病院産婦人科部長に就任し、かたわら新潟医科大学（現在の新潟大学医学部）で研究を続けることに。以降、ほとんどの生活を新潟で送っている。

日常の診療で久作が痛感したのは、不妊や多産に苦しむ女性が多いことであった。当時はまだ妊娠の仕組みについても解明されていたとは云えない。卵子が卵巣から飛び出して卵管に入り、そこに精子が来て受精することは知られていたが、排卵がいつ起こるのかは不明であった。

排卵時期についての論争は一七世紀に卵子が発見されて以来、未解決のまま世界中で続けられていたのである。久作も診療に追われる生活を送りながら合間をみては新潟医大に通い、産婦人科の川村麟《りん》也《や》教授のもとで卵巣の研究を続けていた。

排卵日と月経の関係については多くの学説がある。「月経は発情期のようなもので排卵と同時に起こる」とか、「月経と排卵日は関係ない」など、いろいろと論じられたが、証明はされていない。そして学説の主流は、最終月経から次の排卵日を求めようとするものであった。

これに対して久作の考えは、逆の発想であったと云えるだろう。彼は患者の聞き取り調査から、「排卵は次の月経が来る一六日から一二日前の五日間に起きる」という新説を唱えたのである。多くの学者が排卵日を月経から何日目かで争っているときに、久作は排卵日を次の月経から逆のぼって考えた。そして六五例の開腹手術で子宮内膜、黄体、月経の関連を調べ、月経が排卵によって生ずることを証明したのである。

大正一三年（一九二四）、久作は「人類黄体」により東大から学位を取得。さらに同年、「排卵ノ時期、黄体ト子宮内膜ノ周期的変化トノ関係、子宮内膜ノ周期的変化ノ周期オヨビ受胎日ニツイテ」という論文を『日本婦人科学会雑誌』に発表した。この論文は翌年、懸賞当選論文となり、英訳もされている。だが反対意見も多かった。そこで久作は昭和四年（一九二九）、ドイツに渡り、現地の『婦人科中央雑誌』に「排卵日と受胎日」と題する論文を発表したのである。

ところが、この論文を読んだオーストリアのヘルマン・クナウスが、久作の手法の目的を逆転させて避妊法とすることを提唱したのだ。避妊法としては他の手段にくらべて不確実であることがわかっていたので、久作は反対の意見を表明する。

しかし不本意にもこの避妊法はオギノ式と呼ばれて華やかな脚光を浴びたのだ。久作とすれば、むしろ不妊治療に役立ててほしいと主張したのである。もっと確実な避妊方法もあるのに自分の学説が安易な避妊法として利用されることに、彼は怒りさえ感じたという。

オギノ式という言葉が一般化するのは、久作が欧米へ一年間留学して『婦人科中央雑誌』に論文を発表してからである。月経から排卵日を予測する学者からは批判を受けたが、久作の学説は世界的な反響を呼んだ。

帰国後、論文がオランダの雑誌にも掲載され、そこには「周期的禁欲法として応用できる」という文言が躍っていたとか。そして久作の受胎法の目的は、いつのまにか避妊法として通用し始めたのだった。

久作の学説を最も歓迎したのは、避妊を禁ずるカトリック信者であろう。あっというまに避妊法として流行してしまった。キリスト教はそれまでの避妊法をいずれも認めていなかったのである。生殖を目的としない性行為は罪と考えていたからだ。膣《ちつ》外射精さえ罪とされたのだから、オギノ式に飛びつくのも頷《うなず》けるというものであろう。

一九六八年、カトリックの歴史の中で初めて避妊を認めるかどうかの会議がバチカンで開かれ、容認に傾いて最後の決断がローマ教皇パウロ六世に求められたのだった。全世界が注目するなかでパウロ六世は、直接に受胎を妨げる避妊法は許されないと発言、ピルやコンドームなどの使用を退けた。そして唯一認めたのがオギノ式避妊法だったのである。

オギノ式避妊法は月経から排卵日を想定して禁欲する方法であるが、月経周期が狂えば失敗してしまう。久作自身、オギノ式に従う限り一日といえども安全日はないと警告しているのに、カトリック公認の避妊法として世界中に伝わってしまったのである。

いま、排卵日と月経との関連性についての荻野学説は定説化しており、異議を唱える向きはない。彼の学説は欧米の教科書にも記載されており、またそれを応用したオギノ式避妊法も世界中に知れ渡っている。

しかし現在では、オギノ式や基礎体温法などの周期法は以前ほど普及していない。欧米ではピル、日本ではコンドームが避妊の第一選択となっている。ようやく久作は胸をなでおろしているのではないか。

昭和五〇年（一九七五）一月一日、久作は新潟市の自宅で心不全のため死去した。享年九三。久作は子宮頸《けい》ガンの手術法を改良したり、根治率の高い手術も開発して普及させている。

晩年になっても病院に通い、診療や手術にたゆまぬ久作の姿は、多くの人たちに感銘を与えたという。その徳を偲《しの》んで彼の自宅の前の市道は「オギノ通り」と命名された。

薬は毒にも

ｐｐｍ単位の公害には過敏に反応するのに、ｍｇ単位の薬を直接体内にとりこむのには無頓着な人がいる。生活習慣はおそろしい。薬は治療の補助的な手段だから、名医は決して薬を過信しない。薬漬け、検査漬けは自信のない行為である。

結核と闘い続けた今村荒男《いまむらあらお》

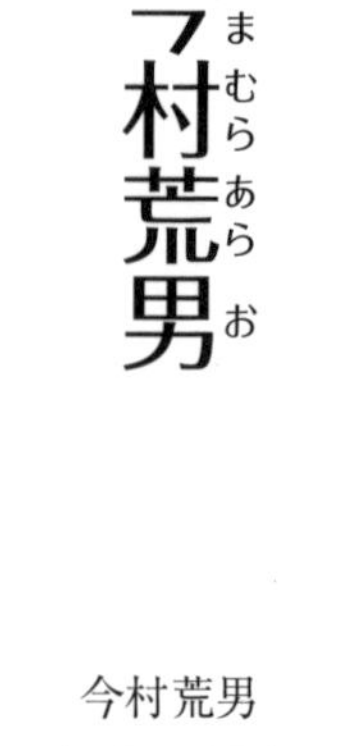

今村荒男
（1887–1967）

かつては結核に感染することを、死神にとりつかれるように恐れたものである。治療の術《すべ》がないからだ。その恐怖は現代のガンどころではない。昭和も戦後の復興を遂げた後も、結核は日本の死亡率のトップに居座っていた。まさに国民病であったのである。

今村荒男はその結核を体験し、一生を結核との闘いに明け暮れたような医学者だ。X線の集団検診法を考案し、BCGによる予防法を提言した彼のおかげで感染は減り、抗生物質によって亡国病ではなくなった結核。しかしまだ安心はできない。

結核はマイコバクテリウム属の細菌、主に結核菌によって引き起こされる空気伝染の感染症である。結核菌は一八八二年にコッホが発見したもので、日本では明治まで肺結核を「労咳《ろうがい》」と呼んでいた。昭和二六年（一九五二）に結核予防法が制定され、集団検診の普及や化学療法の進歩で急速に改善されたのだが、そこに至るまでの荒男らの苦労は、あらためて評価されるだろう。

荒男は明治二〇年（一八八七）一〇月一三日、奈良県安堵町に民権運動家・今村勤三の次男として生まれた。法隆寺に近いところで、現在ここは安堵町歴史民俗資料館となり、今村家などの資料が展示されている。荒男は大正元年（一九一二）に東京帝国大学医学部を卒業すると、青山内科や伝染病研究所の勤務を経て同一四年に大阪医科大学（現在の大阪大学医学部）へ移った。

彼の研究は一貫して結核である。当時は国民病といわれながら治療法は確立されておらず、人々はその感染におののくばかりだった。荒男自身も伝研時代に結核を患い、五年間の闘病を余儀なくされている。このとき「もし病気が治ったら結核の研究に人生をかけよう」と決意したそうだ。そのせいか、結核への取り組みは鬼気迫るものがあったという。

彼の名が広まったのは、昭和二年（一九二七）の日本結核病学会で「結核ワクチンの予防的効力試験」と題し、それまでの「ＡＯ」をはじめとするいわゆる「結核ワクチン」の効果を比較して報告、「結核の予防は生菌であるＢＣＧ摂取が最も有望」と主張してからであろう。それは注目を浴びるに値する発表であった。

同年、荒男はさらに免疫療法を究めるためフランスに渡り、パスツール研究所に留学、カルメット研究室で研鑽《けんさん》を積んでいる。帰国後は志賀潔《きよし》が持ち帰っていたＢＣＧ菌株を用いて本格的な研究を始めることに。周辺の研究者は荒男の熱意にほだされ、支援を惜しまなかったと伝えられる。

同五年には若い看護師でツベルクリン反応陰性者から結核を発病する者が多いという結果に基づき、ツベルクリン反応陰性の新入看護学生にＢＣＧの皮下接種を試みた。これが日本における初のＢＣＧ人体接種である。そして同一一年、当時では先駆的な対照比較試験の解析から、ＢＣＧ接種の結核発病予防効果を、科学的に実証してみせた。

これら一連の荒男の研究成果は、その後になって結核予防法にBCG接種が採用される根拠となったのである。さらに彼の活動は、より早期の結核患者の発見へと向かった。早期発見と早期治療の必要は結核に限らないが、感染症の場合はとくに要求される。

積極的な結核患者の発見に威力を発揮したのが、X線間接撮影装置を載せたバスによる集団検診であった。この集団検診車を初めて導入したのが大阪帝国大学の第三内科であり、試作したのは教授の荒男だったのである。こうしてX線撮影とツベルクリン反応、BCG接種という集団検診の方針が確立したのだった。

その頃、阪大では結核専門診療科の肺癆科《はいろう》（佐多愛彦教授）から発展した第三内科が新設され、荒男がその初代教授に迎えられていたのである。そして荒男が運営する第三内科が阪大だけに限らぬ結核研究の中枢的な役割を果たすことになった。

昭和一五年に開催された日本結核病学会の第一八回総会では、一〇万人の庶民を対象に結核の集団検診を行うことを決議している。決議は「発病率の高い低所得者層の周囲検診、伝染の危険の強い職業集団の検診を急ぐべきである」と具体的に活動方針を指摘した。

その後、荒男は阪大の微生物病研究所長も務め、第五代の総長にも選ばれている。それまで阪大は医学、理学、工学の理系三学部に過ぎなかったが、荒男は法文学部の新設にも尽力し、総合大学としての基礎を築いたのだった。そして昭和二六年には日本学士院会員に推挙され、同三五年の文化功労者にも選出された。

さらに隠れたエピソードに、荒男が阪大の薬学部誕生にも関わっていたことが明らかになっている。大阪には明治一九年（一八八六）創立の大阪薬学校があったが、幾度かの変遷を経て大正六年（一九一七）に大阪薬学専門学校となり、昭和の戦後に大学へ昇格していた。

明治二六年（一八九三）に阪大の医学部に薬学科が設置されると、独立の学部に充実してほしいという要望が道修町《どしょうまち》の製薬企業などから起こり、大阪薬大を合併してその広大な校地に移転、国立大学では初の薬学部誕生となったのである。その下地づくりに学長時代の荒男が一役買っていたという。

このように、結核の研究以外の大学運営にも手腕を見せた荒男ではあったが、昭和四二年（一九六七）六月一三日、静かに八〇年の生涯を閉じた。日本結核病学会では結核研究の草分けである荒男を記念して「今村賞」を制定している。阪大にも医学部を優秀な成績で卒業する学生に「今村賞」を贈る伝統があるとか。

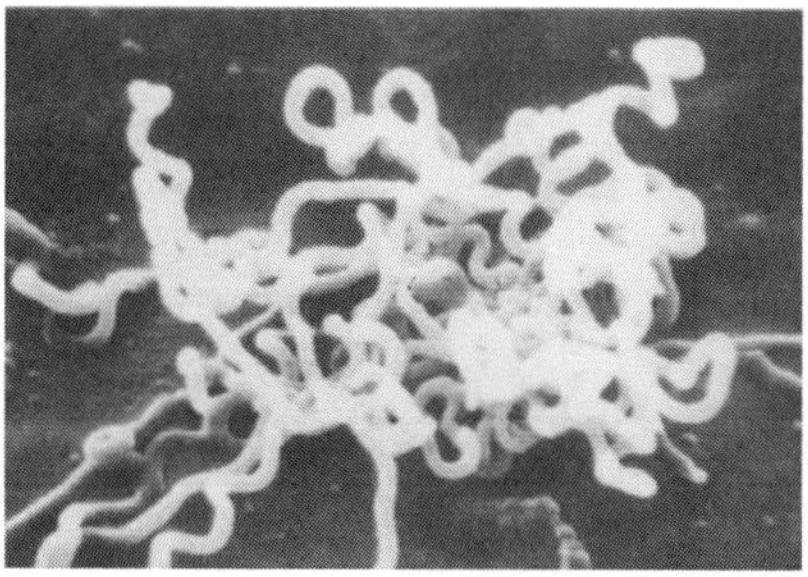

まだ油断ならぬ結核菌

ちなみに国民病と恐れられた結核は激減したが、近年になって抗生剤が効かない多剤耐性結核菌（ＭＤＲ－ＴＢ）が出現しており、感染者の五一・二パーセントは七〇歳以上という実態もあって、新たな課題になっている。結核はまだ「過去の伝染病」として忘れるわけにはいかないようだ。

栄養学を普及させた香川綾《かがわあや》

香川綾
(1899-1997)

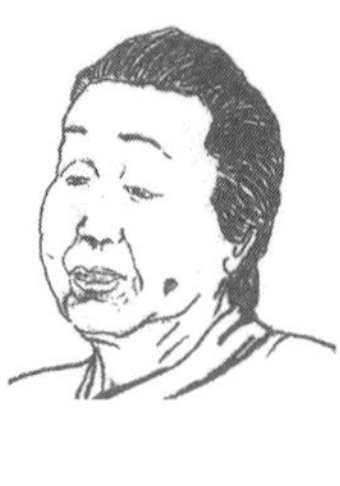

医学と栄養学が車の両輪のように支えあう日を夢見た女医がいる。胚芽《はいが》米や四群点数法などの知恵を普及した香川綾だ。「料理の計量化」を唱えたことでも知られる。彼女は栄養学校まで設立して日本の食生活に大きな影響を与え続けた。綾が遺《のこ》した計量カップや計量スプーンは、いまもほとんどの家庭の台所で見ることができるだろう。

綾は明治三二年(一八九九)三月二八日、和歌山県本宮村(現在の田辺市)に生まれた。「女だって努力すれば男に引けをとらない時代になる」と励ます警察官の父・横巻一茂と料理上手な母・のぶ枝との間で、伸び伸びと育った女の子だったという。しかし綾が一四歳のとき、最愛の母親が肺炎で急逝してしまう。一週間の入院だけで呆気《あっけ》ない死だった。この悲しみが動機となって綾は医師を志すようになる。

やがて父親は再婚するが、義母は料理が苦手だった。食事ひとつで家庭の雰囲気が変わることが、綾には大きな驚きに映る。愛情のこもった料理の大切さを教えてくれた実母の面影が、いつまでも綾の胸から離れない。そんな家を出て医師への道を歩もうとしたが、父親は医師よりも教師への道を勧めて譲らなかった。仕方なく和歌山県立師範学校女子部（現在の和歌山大学）に入学したのは大正三年（一九一四）のこと。卒業後は地元の小学校に勤めた。

しかし医師への思いは断ち切れず、綾は何度も父親の説得を試みる。根負けした形で綾の願望を認めたのは大正一〇年（一九二一）になってからだった。時に綾は二二歳。喜び勇んで東京女子医学専門学校（現在の東京女子医大）を受験、入学することができた。念願かなった綾は講義や実習に没頭、またたくまに五年間の医専生活を過ごしている。

大正一五年、綾は女子医専を卒業すると東大医学部の島薗《しまぞの》内科に入局することになった。そして綾に与えられたテーマは「ご飯の炊き方」という意外なもの。綾は戸惑ったが、研究室に調理台を運び、米の吸水量から米を洗うときの水量、水に浸す時間の長さ、炊くときの水温や水量、火加減、炊きあがったときの米の増え方などを、秤《はかり》やメジャーで計測し、来る日も来る日もご飯を炊き続けたのである。

二か月の実験の後、綾は「米の炊き方」という論文を書き上げた。そんな綾に島薗教授は「日本の食品のビタミンB含有量とそれに及ぼす調理の影響」「胚芽米の作り方とその栄養価」「病院給食の改善」など、次々に研究テーマを与えたという。綾の研究で明らかになったのは、胚芽米はビタミンB_1が豊富であるが、白米に精米するとそれがほとんど失われてしまうことであった。試みに胚芽米を病院給食に採用してみた結果、脚気《かっけ》患者が薬を使わなくても回復したのである。

綾は研究の合間に料理学校にも通った。調理法がわからないと病院給食の研究も進まないからである。だが、煮込む時間は「火が通るまで」とか、調味料は「味見をしておいしい味に」といった具合で、分量や加熱時間、調味料の割合などは、料理する人の「匙《さじ》加減」ひとつであり、とても理解できないことがわかった。綾はこれを数量で表現することを思いつく。胚芽米の炊き方と同じように分量や火加減、調理時間、調味料の割合を計算し、記録すれば、いつでも誰でも同じ料理ができるはず、と考えたのだ。

研究室に鍋釜、時計、温度計、メスシリンダーなどを持ちこんだ綾は、料理学校で習った料理をその日のうちに研究室でつくり、記録をとる作業を進めたのである。そして綾は「味の決め手は塩分にある」ことを発見した。人の体液は〇・九パーセントの塩分を含んでいる。食事での塩分摂取量は、この体液とのバランスを保てる塩分濃度でなければならない。塩辛いものを食べると喉が渇くのは、体が水分で塩分を薄めようとする生理的要求なのだ、と気づいたのだ。

食塩の量が決まれば、甘味や酢とのバランスなども自然に導き出せることになる。こうして「料理を数字で表す女医がいる」と評判になった。栄養の知識が普及すれば健康生活に役立つ。綾はいろんな会合に招かれては「主食は胚芽米、副食は魚一、豆一、野菜が四」をスローガンに掲げ、「命の源は栄養にある。食べ方を間違えば病気になることを自覚しよう」と訴えた。そして綾は、病気を治す医学に従事するよりも、病気にならない栄養改善運動に一生を捧げようと決意したのであった。

ところで、綾が島薗内科に入局して臨床指導を受けることになった先輩が香川昇二である。綾と昇二は興味や生き方が話すほど共通点があり、いつしか愛しあうようになっていた。昭和五年（一九三

○）に結婚。綾は翌年に長女を妊娠したのを機に退職したが、三年後には昇二と共に自宅を改装して「家庭食養研究会」を設立した。

ここから料理を計量化したレシピの「料理カード」が生まれ、二年後には『栄養と料理』と題する雑誌にまで発展。昭和一二年からは家庭食養研究会を「女子栄養学園」と改めて全国から学生を募集することになった。同一六年には東京駒込に校舎を新築、綾の描いた夢は大きく膨らむことになる。しかしこの時期は日本が戦争への道をひた走る時世でもあった。そして終戦を目の前にして学園が空襲によって焼失し、さらに夫の昇二が脳溢血《のういっけつ》で急逝するという災難に見舞われたのである。

戦後、栄養学は大きく変わった。人を動かすエネルギーは体内でどのように作られ、どう使われるのか、そんなシステムが解明され、カロリーや栄養素などの研究方法、検査方法も飛躍的に進歩していたのである。医学の面でも変貌は激しかった。戦前の医学はドイツ式治療を目的とする医療だったが、アメリカ式予防医学が注目されるようになったからである。それは綾にとって、ようやく医学の流れが自分に近くなった思いであった。

学園の再建も順調だったと云《い》えるだろう。昭和二六年には夜間部を設け、同三六年にはようやく四年制の女子栄養大学を設立するまでに漕《こ》ぎ着ける。綾が夫と共に家庭食養研究所を立ち上げてから二八年目の快挙だった。さらに大学院の認可通知が、綾の七〇歳を祝う席に届いたという。「栄養学を実践した見本として、いつまでも健康でいたい」が口癖だった綾は、平成九年（一九九七）四月二日、母校の東京女子医大病院で九八年の生涯を閉じた。

綾の功績は胚芽米の普及と四群点数法の提唱であろう。米を縦に回転することにより胚芽を残して精米する方法も発明した。また、食品を乳、乳製品、卵の第一群、魚介類、肉類、大豆、大豆製品の第二群、野菜、芋類、果物の第三群、穀物、砂糖、油脂の第四群に分類し、食材ごとに八〇キロカロリーを一点とする点数を定め、一日の食事で摂取した食材の点数の合計が二〇点になるよう食事を整えること、そして第一群から三群までをそれぞれ三点以上、残りを第四群から摂取するよう提唱したのである。綾は家政学部の一講座から栄養学を独立させ、医療と結びつけた功労者と云えるだろう。

学閥や官僚と闘う丸山千里《まるやまちさと》

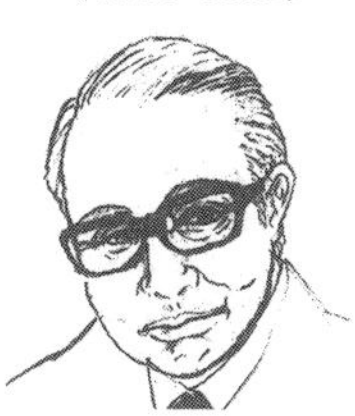

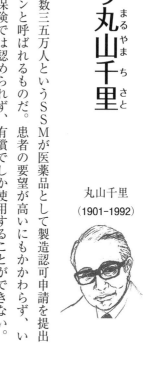

丸山千里
（1901−1992）

ガンの治療に試して二〇年、使用患者数三五万人というＳＳＭが医薬品として製造認可申請を提出してから半世紀近くも経《た》つ。丸山ワクチンと呼ばれるものだ。患者の要望が高いにもかかわらず、いまだに治験薬という生半可な存在のまま保険では認められず、有償でしか使用することができない。その後、ＳＳＭは白血球減少症の抑制剤として認可されたものの、あくまで部分承認でしかないのだ。なぜなのか。丸山千里の患者を救いたい悲願は、彼の死後もまだ続いている。

千里は明治三四年（一九〇一）一一月二七日、長野県諏訪郡金沢村（現在の茅野市の一部）で小学校教員である父の五男一女の末っ子に生まれた。一四歳で上京し日本中学から日本医科大学予科に進み、大正一一年（一九二二）に同専門部を卒業する。

千里がヒト型結核抽出物質による結核ワクチン、いわゆる丸山ワクチンの開発で注目されたのは昭和一七年（一九四二）のこと。このワクチンがガンに対して有効である可能性が見いだされ、やがて試用されることになった。

丸山ワクチン（ＳＳＭ）は蛋白質《たんぱくしつ》を除去したヒト型結核菌青山Ｂ株から抽出したリポアラビノマン

ナンとその他のリポ多糖（ＬＰＳ）を主成分とするもので、本来は皮膚結核の治療薬として開発されたものである。ドイツのロベルト・コッホが一八九〇年に発明したヒト型結核菌製剤ツベルクリンにヒントを得たという。

いまでは結核診断の薬として知られるツベルクリンは、もともとは結核の免疫療法として開発されたものだった。千里はコッホの手法に強い関心を持ち、「副作用につながる毒素を特定し、それをツベルクリンから取り除く」という発想で実験したと伝えられる。

千里はＳＳＭによる治療を始めて一〇年を経た頃から、ガンの治療にもＳＳＭを試みて、ある程度の手応えを覚えた。これが医薬品としての承認を得る前の段階で早くも「ガンの特効薬」として世論が先行した形になってしまう。そして昭和五一年（一九七六）、ＳＳＭのガン治療に着手してから二〇年後に、丸山ワクチンとして製造認可申請をしたのであった。

だが五年後、厚生大臣の諮問機関である中央薬事審議会は「有効性を確認できない」と答申、これを受けて厚生省は「引き続き研究する必要がある。治験薬として全額自己負担なら購入可能」と、玉虫色の判断を示したのである。

その間、丸山ワクチンを支持する人たちによって嘆願署名活動が行われ、国会でも参議院の社会労働委員会で医薬品として扱うよう要請されたが、薬効確認の目処は立っておらず、医薬品として承認されるには至っていない。

中央薬事審議会によれば、愛知がんセンターと東北大学の臨床試験でＳＳＭの有効性が認められなかったとされている。しかし一方では、クレスチンやピシバニールが抗ガン剤として承認されているのに不当とする世論もあって、時の厚生省が苦境に立ったことは否めない。

当時、こんな噂《うわさ》さえ流れた。「丸山ワクチンはガン学会のボスによって排除されたのだ」とか、「もし丸山千里が東大に所属しているか、大手製薬がバックにあるならば認可されたはず」という陰口が、医療界のあちこちで囁《ささや》かれたのである。ボスとは免疫学の一人者で、ウシ型結核菌のワクチンでガン治療を試していた男だ。

ところがウシ型結核菌は副作用を取り除くことができず、立ち往生の状態にあったとき、千里がヒト型結核菌の技術を開発してワクチン治療に成功したので、コツを聞き出そうとしたが教えなかったので露骨な妨害をしたという。あるいは千里が権威主義とは全く無縁であることへの同情が、こんな噂をまねいたのかもしれない。

いずれにしても丸山ワクチンは、それまでの抗ガン剤にくらべて、①副作用がほとんどない、②延命効果がみられる、③自覚症状の改善がある、④ガン腫の増殖が抑えられる、などの特徴がある。だが薬事審議会からは効果を科学的に裏打ちするデータが不足など、アラ探しのような指摘を受けた。

それは、効果があっても理由づけがなくてはダメという漢方医学に対する西洋医学の批判と酷似している。当時、第一線で取材していたわたしは、そう痛感したものだ。

とにかく、丸山ワクチンはいまだに医療保険では認められない存在である。ただ全く否定するわけにもいかず、「有効性を確認する研究を継続するため、治験期間三年で有償治験を行い、その結果によって治験期間の延長を届け出る」ことが繰り返されているのだ。

丸山ワクチンを試したい患者や家族は、丸山ワクチンの治療を引き受けてくれる医師を探し、治験承認書とＳＳＭ治験登録書を整えてから投与が受けられるという昭和四七年（一九七二）以来の状況が、現在も続いている。

ただ、千里にとって僅かな救いであったのは、丸山ワクチンと同成分が「放射線療法時の白血球減少抑制剤」として認められたことであろう。平成三年（一九九一）に承認された「アンサー20」である。白血球減少症とは悪性腫瘍によって引き起こされる症状、あるいはその化学療法や放射線療法時の副作用だ。

丸山ワクチンを支持する人たちは抗ガン剤としての承認を切望したが、生みの親でもある千里が部分承認の九か月後に死去したため、遂《つい》に生存中の悲願は果たせなかったのである。

千里は平成四年（一九九二）三月六日、自らが教壇に立った日本医大の病院で九〇年の生涯を閉じた。ワクチンづくりに捧げたような一生と云えるだろう。昭和二二年（一九四七）には日本医大皮膚科学教室の教授、同四三年には付属病院長の激務を果たし、その翌年に定年退職するまで母校ひとすじに歩んでいる。

千里の功に報ずるため昭和四七年には同大に付属ワクチン療法研究施設が創設され、千里は所長に就任、二年後には第六代の学長も務めた。しかし彼の開発したワクチンは、いまだに陽の目を見てはいない。千里は敬虔《けいけん》なキリスト教徒でもあり、鎌倉霊園に納骨されている。

医史学を推進した小川鼎三《おがわていぞう》

小川鼎三
（1901–1984）

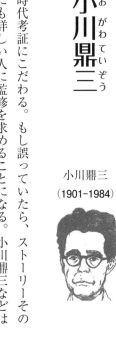

医学ものを書くとき、作家はその技法や時代考証にこだわる。もし誤っていたら、ストーリーそのものが崩れてしまうからだ。そこで医史学にも詳しい人に監修を求めることになる。小川鼎三などは最も活用された人であろう。

医史学の祖といわれる人に富士川游《ゆう》がいるが、鼎三は彼以来のすぐれた医史学者であった。東京帝国大学から順天堂大に移って彼の活動は本格的になり、医師以外にも医史学会の門戸を開くなど、カビ臭くない学会を実現した人である。

鼎三は明治三四年（一九〇一）四月一四日生まれの大分県出身。幼い頃は海や博物の好きな、夢多い子だったという。後年にクジラや雪男に興味を示したのもその名残であろうか。

東京帝国大学医学部を卒業すると解剖学教室に入局し、やがて東北大医学部の助教授を経て東京帝大に戻り、昭和一九年（一九四四）解剖学講座の教授に昇進した。彼らしさを発揮したのは昭和三七年（一九六二）、順天堂大医学部教授となって医史学研究室を創設してからであろう。

すでに鼎三は日本を代表する脳解剖学者であり、小細胞性赤核の機能解剖学研究で学士院賞を受賞していた。東京帝大の頃から医史学に関心を寄せており、昭和三〇年（一九五五）には『明治前日本解剖学史』を刊行している。順天堂大に移り、医史学研究室を設けて最初に手がけたのは『医学の歴史』だった。これは毎日出版文化賞を受賞したほどの名著である。

『医学の歴史』は中公新書から出版された一般啓蒙書であるが、その内容は実に濃密だ。第一章では古代の医学から説き起こす。古代ギリシャと中国の医学について述べ、日本への医学の伝来を語る。新羅《しらぎ》、呉から来日した金武《きんむ》、徳来《とこらい》、知聡《ちそう》や遣隋使として中国で医学を学んだ恵日《えにち》、福因《ふくいん》が紹介され、さらに八〇八年の『大同類聚方《るいじゅほう》』を編纂《へんさん》した安部真直《まなお》、出雲広貞《いずもひろさだ》や『金蘭方』編纂の菅原岑嗣《みねつぐ》などが説かれるのだ。

第二章は中世の医学。イスラム世界の医学からヨーロッパで大学が誕生したことと、中国医学の発展や日本の鎌倉時代から江戸以前の医師像が顔を出す。『喫茶養生記』の栄西、『頓医抄《とんいしょう》』や『万安方《まんあんぼう》』の梶原性全《かじわらせいぜん》、鎌倉の極楽寺に施療所をつくった忍性《にんしょう》、『医書大全』の阿佐井野宗瑞《あさいのそうずい》、そして田代三喜、曲直瀬道三《まなせどうさん》、永田徳本《とくほん》など、戦国時代から安土桃山期の医師たちが描かれる。

第三章は近世ヨーロッパの医学紹介だ。血液循環説を唱えたウィリアム・ハーベー、体温計をつくったサントーリオらが登場し、臨床医学を発展させたトーマス・シーデナムやヘルマン・ブールハーフェなどが紹介される。第四章は近世の日本医学の記述。

ここでは西洋医学の伝来と江戸期の日本医学の発展に寄与した人が、たくさん顔を出す。医学知識を教えたポルトガル人宣教師のフェレイラ、通詞の猪俣伝兵衛《いのまたでんべえ》を指導したオランダ人医師のカスパル・スハムブルヘル、西洋に鍼灸《しんきゅう》術を伝えたオランダ医師のテン・ライネなど。

中国からは李時珍《りじちん》の『本草《ほんぞう》綱目』が伝わり、漢方の研究熱が高まる。名古屋玄医が古方派を起こし、山脇東洋が人体解剖を行って『蔵志』を出版した。さらに前野良沢《りょうたく》と杉田玄白らがヨハン・クルムスの『解体新書』翻訳へ。これが蘭学への刺激剤となり、大槻玄沢《おおつきげんたく》の『蘭学階梯《かいてい》』が世に出る。

シーボルトの来日も日本の医学に新局面となった。牛痘による種痘が試みられ、モーニッケなどオランダ医の協力もあって楢林宗建《ならばやしそうけん》、笠原良策らが痘瘡《とうそう》対策に成功する。これを機に華岡青洲らの漢蘭折衷派が増えたのだった。

そして一九世紀も半ば以降には、ポンペが幕府に招かれて長崎に医学所が設けられ、松本良順らを指導する。ポンペの後ボードウィン、マンスフェルトなどの指導的な洋医が来日することに。

第五章では明治新政府となってからが記述されている。新政府はドイツ医学を受容することになり、レオポルト・ミュルレルやレオポルト・ホフマンなどが来日して医学教育の改革に当たった。ベルツやユリウス・スクリバなども滞日した指導者である。

北里柴三郎らがドイツへ留学してコッホに師事、現代日本医学の基礎をつくった。この日本医学は昭和の敗戦によってドイツからアメリカ医学の受容へと大きく舵取りを変えることになるが、鼎三の『医学の歴史』はそこまで踏み込んではいない。

明治二五年（一八九二）、富士川游らによって設立された日本医史学会は昭和三五年（一九六〇）の総会で小川鼎三を第七代目の理事長に選出した。それよりも六年前にはローマで開かれた第一四回国際医史学会議に日本から初めて小川理事が出席し、スピーチも行っている。医系大学で医史学研究室を持つのは順天堂大学だけだから、現在は日本医史学会の事務局も兼ねる一方、外部からの問いあわせなどにも広く応じているという。

とくに鼎三がアテにされたのは、作家たちからの取材であった。歴史小説が多かった吉村昭などは、しょっちゅう参考資料をあさりに来ていたし、鼎三も喜んで協力していたことをわたしは知っている。吉村昭は医史学会の会員にもなっていた。

医学ものを書く人は会員である場合が多い。医師ではなくても医史学に関心がある人には門戸を開放しているからだ。鼎三のところにはドラマの医学考証、時代考証の依頼も多かったようである。研究室を訪ねると、よく○○プロダクションと名乗る人たちがいたが、依頼の筋であろう。

鼎三は多趣味な人でもあった。有名なのはクジラ博士であったこと。鯨《くじら》比較解剖学では世界的な権威だった。また冒険好きといおうか、ロマンを求める思いが強いのか、雪男が実在することを信じてエベレストまで捜索登山隊を結成したこともある。

残念ながら成功はしなかったが、なんとなく「夢見る学者」の雰囲気が漂う人だった。昭和五九年（一九八四）四月二九日、鼎三は研究室のある順天堂大医院で八三年の生涯を閉じている。

誤診率を告白した冲中重雄《おきなかしげお》

冲中重雄
（1902–1992）

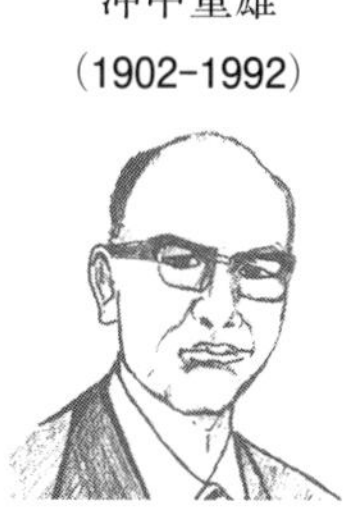

医者が誤診を認めるなど最も忌むべきことだろう。それを東大教授が退官記念講義で淡々と云ってのけたのである。「あってはならないことだが、わたしの在任中の誤診率は一四・二パーセントでした」と。

患者はその率の高いことに驚き、仲間の医師たちはその低いのに感嘆したと某雑誌は報じた。話題の主は冲中重雄である。東大教授で神経内科を確立した医師としても知られ、どこか愛嬌《あいきょう》のある骨太な男だった。

重雄は明治三五年（一九〇二）一〇月八日、軍人の太田米丸の次男として石川県金沢市に生まれた。少年期には軍人に憧れ、幼年学校をめざしている。だが大正一〇年（一九二一）、父が死去したため医師の冲中磐根《いわね》と養子縁組をして上京。旧制第一高等学校から東京帝国大学医学部へのコースをたどる。卒業すると内科学第二講座医局に入り副手になって呉建《くれけん》教授に師事した。

教授からはだいぶシゴかれたらしい。分厚い本を渡して「明日までに翻訳して抄録してこい」と命じられることもあったという。それを敢然と受けたせいか、スイスで開かれた初の国際神経学会に同行する機会に恵まれた。

この学会で彼は、血液型を発見したK・ランドスタイナー、神経生理の大家C・S・シェリントン、条件反射学説のI・P・パブロフなどノーベル賞クラスの先達と面接できたのである。それが何よりの収穫だったとか。

昭和一八年（一九四三）に第二内科の助教授となる。しかし戦局の激化につれて大学も軍事色が強まり、重雄も海軍軍医に志願した。その日が皮肉にも敗戦の日と重なったという。

朝一〇時に戸塚の海軍衛生学校に着任し、廊下の雑巾がけを命じられて汗を流していると、例の放送が始まったそうだから、重雄はたった二時間の兵役で済んだわけだ。それでも海軍少尉の軍服一式を貰って重宝したと日本経済新聞の「私の履歴書」に書いている。

重雄が坂口康蔵《こうぞう》の後任として内科学第三講座の教授に選任されたのは昭和二一年（一九四六）、四四歳のときであった。重雄は信じ難かったと回顧しているが、これにはドラマチックな裏話がある。

東大の内科には四つの流れがあった。三浦謹之助―島薗順次郎―柿沼昊作《こうさく》と続く第一内科、入沢達吉―呉建―佐々貫之《つらゆき》の第二内科、青山胤通《たねみち》―稲田竜吉―坂口康蔵の第三内科、そして真鍋嘉一郎《かいちろう》―三沢敬義《たかよし》の物療内科である。

第二内科の助教授である重雄が第三内科のトップに立つのは前例のないことであった。坂口教授の後任候補には塩沢総一郎助教授や坂本秀夫分院助教授らがいたが、教授会の投票する段階で異論が出たという。

「同じ教室という壁を破って広く人材を求めてはどうか」と、強硬に主張したのは最も若手の小川鼎三教授だったとか。窮余の一策として五人の候補が選ばれ、その中の一人が重雄だった。投票の結果は大差で重雄が選出されたというわけである。

教授になって重雄は三本の目標を立てた。まずは呉教授の頃から取り組んできた自律神経を中心とする研究に磨きをかけること、次は自分の講義に絶対手抜きをしないこと、そして医局の臨床能力を高めること、という目標である。

講義の前夜は泊まり込みで準備することも稀《まれ》ではなかった。また臨床の腕を上げるためには病理解剖の率を上げて診断と治療に生かすほかないと、剖検の承諾に骨を折るよう医局に指示したと伝えられる。

もちろん彼は、ライフワークとして自律神経の研究を続けた。形態学的なアプローチとは別に、神経細胞、線維を化学的に把握するという方法を編み出したのである。つまり神経を化学的に染色することにより、機能と形態を同時に観察するやり方だ。

この手法が、重雄の多様な研究成果の基礎となっていることは否めない。たとえば末端の自律神経では交感神経線維、副交感神経線維のどちらか一方が存在するのではなくて、どの部分にも両者が混合し、優性の方が主な働きをしていることが証明できた。

組織化学的アプローチによる自律神経の再検討が一方の柱とすれば、もう一方の柱は同じ観点から内分泌腺のコントロールに自律神経がどのように作用するかの解明が必要になる。これらの研究を総合的に進めるために重雄は内科学の専門分化を主張し、神経内科を確立した。

昭和三六年（一九六二）に日本学士院恩賜賞受賞。その翌年には日本で初の老年病学講座を東大医学部に開設し、同講座の教授も兼務している。そして同三八年、東大退官。

重雄が最終講義で、教授在任中の誤診率は一四・二パーセントであったと述べたことは、内外に大きな反響を呼んだ。しかし重雄は「いまでも診断とは実に難しいものだと思う。患者を診るのが怖いくらいだ」とも語っている。

その実直な気持ちが、懺悔《ざんげ》も込めて誤診率の発表になったのではないか。彼の告白を勇気ある発言と捉えたメディアが多く、非難の声は聞かれなかったように思う。彼が新設した老年病学講座は吉川政巳《まさき》が継承した。

重雄は東大在任中から虎ノ門病院の設立にも参画し、退官後は同病院長を一〇年間も務めている。その後、冲中記念成人病研究所を設立して理事長になり、さらに宮内庁内延医事参与なども務め、昭和四五年（一九七〇）に文化勲章を受章した。

著書には『自律神経系と臨牀《りんしよう》』（吐鳳堂）、『内科臨床と剖検——冲中内科一七年のあゆみ』（南江堂）、『自律神経系研究と其《そ》の臨床的応用の一面』（医学書院）ほか、専門書の共著がたくさんある。エッセイも得意で、『医師と患者』『医師の心』（東京大学出版会）なども。

彼は「よど号ハイジャック事件」に巻き込まれて人質になるアクシデントにも遭遇した。内科学会に出席のため福岡行きの日本航空（ＪＡＬ）に乗ったときで、聖路加《せいるか》病院の日野原重明なども一緒だった。「東大の冲中か。東大は権力の巣くつだ」と主犯から威嚇《いかく》されたという。

重雄は若い頃から頭髪が薄かったが、本人はユル・ブリンナー気取りだった。四季を通して帽子を手放さず、それをかぶれば十歳は若返るという茶目っ気も。昭和四六年の第一八回日本医学会総会の会頭も務めあげた。平成四年（一九九二）四月二〇日、九〇歳で永眠。

原爆被害を公表の天野《あまの》重安《しげやす》

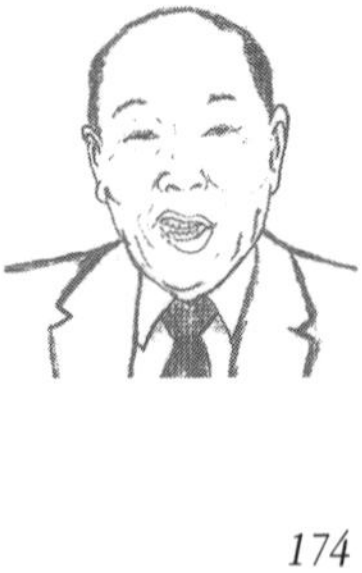
天野重安
（1903-1964）

占領下の日本で、アメリカ軍に抵抗するのは命がけの行為であった。しかも原爆の被害調査資料を提出するよう求められて、脅迫まがいの言葉まで浴びせられながら、その一部を守り通した病理学者がいる。京都大学の天野重安だ。教室の仲間が命を賭けて集めた資料を、彼は加害者側に渡す気にはなれなかったのであろう。おかげで後日、許すまじき原爆の惨状が白日のもとに曝《さら》け出されたのである。

重安は明治三六年（一九〇三）一二月七日、滋賀県に生まれた。利発な子で将来を嘱望され、京都帝国大学医学部に進むと強靭《きょうじん》な精神力まで兼ね備えるようになったという。昭和四年（一九二九）同大を卒業、病理学教室に入局し、藤浪鑑《ふじなみあきら》、清野謙次教授らに師事して腕を磨いた。同一四年に助教授となり、同三一年に京大ウイルス研究所教授、翌年その所長となる。

この間に重安は、紫外線吸収による核酸の研究、原爆被害者の造血組織炎症における血管反応、結核、肝炎から肝硬変への研究を進め、形質細胞抗体産生を確認し、免疫細胞学の開拓者として国際的な評価を得た。しかし彼の名が知られるようになったのは、助教授時代の原爆被害の調査であろう。

敗戦の年の八月六日、原子爆弾の投下によって広島は壊滅的な打撃を受けた。広島県大野村にあった大野陸軍病院と近くの大野国民学校にも、おびただしい被災者が収容される。災害の調査と治療の要請を受けた京大では、医学部教授を中心に物理学の専門家なども加えた総勢三〇名の研究調査班を編成、大野陸軍病院を本拠に九月三日から診療と研究活動を開始した。

同一〇日からは広島市内で焼け残った牛田地区にも診療所を開設、重安たちは原爆で苦しむ人たちの渦中で人体への影響とその対策に奮闘し続けたのである。大野陸軍病院には一〇〇名の軍人が、国民学校には一五〇〇名の一般人被爆者が収容されていた。

その大多数は重症者であり、熱症、高熱、脱毛、下痢、出血、壊圧性喉頭炎、歯肉炎、汎血球減少症など症状は悲惨極まりない。患者の多くは通常の半分以下に白血球を減らし、輸血のための血液もないので救いようもなかった。突然出血し、鼻血や血便が止まらずに死んでいく。被曝後一か月以上が経っても、治療の方策を手探りする医療人たちの苦悩は続いた。

そんなさなか、中国地方を襲った枕崎台風で山津波が発生し、大音響とともに大野陸軍病院が一瞬にして倒壊、医学部内科の真下教授、大久保講師、病理学の島本講師ら一〇名が倒壊した建物の下敷きや土石流に呑《の》み込まれて死亡。救助されたもののその後に死亡した杉山教授を含め、一一名が犠牲となった。収容されていた患者や病院職員一五六名の尊い生命も奪われている。

幸いに医学班の宿舎となっていた付近の民家は流出を免れ、研究資料は京大に持ち帰ることができた。残された資料や標本をもとに原爆症の研究と診療への努力が続けられたのである。その頃、日本を占領していたアメリカは、ファーレル代将などの原爆調査団を広島や長崎に派遣し、原子爆弾の効果を調べていた。イギリスの記者が九月三日広島に入り、被害の惨状をデイリー・エクスプレスに発表したため、アメリカ側は大慌てで報道管制を敷いたという。

「広島・長崎では、死ぬべきものは死んでしまい、（中略）原爆放射能のために苦しんでいる者は皆無だ」というのがGHQの公式発表であった。プレスコードを設けて原爆記事を取り締まり、日映が撮影した被爆地のニュース映画もネガ・ポジともに没収されている。

さらにファーレルは文部省を通じて都築《つづき》教授ら東大の研究者を中心に「日本における原爆の影響に関する日米合同調査団」を編成させ、研究報告が出揃《でそろ》った段階で「原爆は軍事秘密だから日本人が研究したり発表してはならない」と命令した。一一月三日のことである。

一方、山津波のため原爆研究会を開く機会を失っていた京大の研究グループは、病理学教室の呼びかけで起ち上がった。そして災害死した杉山教授の後を引き継いで病理学教室を主宰することになった重安は、ベータ放射線の影響で原爆症の第二期症状が起こることを血液学の面から証明したのである。

ベータ放射能が骨髄、血液、脾臓《ひぞう》などに与えた影響を測定し、亜急性症状はこの誘導性放射能によって骨髄の白血球増殖作用が阻害されて生じたことを明らかにし、ガンを発症する危険性についても注意を喚起した。重安のもとには、米軍の医師が何回も訪れ、剖検資料の提出を求めたが、彼は頑として応じなかったとか。

しかし研究会当日に合同調査団のリーボウ中佐が現れ、京大にある被爆者の研究資料の提供を求めてきた。重安が「この資料は未整理だから、その前に資料を持ち出すのは道義に反するのではないか」と抗議したが、脅すようにして強引に標本の一部を奪って行ったという。

こうして原爆投下からサンフランシスコ講和条約が発効するまでの間、原爆症に関する情報から日本人は完全に締め出されたのだった。日本の医学者たちが心血を注いで集めた調査事例一万三五〇〇例、病理解剖資料二一七例、写真など一五〇〇枚という資料が、アメリカに持ち去られている。

人類史上初の原爆投下が引き起こした被害の実相を世界に知られることを、アメリカが恐れていた証拠であろう。しかし、戦争とはいいながらこの恐るべき暴挙をいつまでも隠し通せるものではなかった。天野重安という男はそれを暴いた一人と云えるだろう。

昭和二六年（一九五一）の京大文化祭では日本で初の原爆展が学内で開かれたが、このとき重安は理学部教授の木村毅一《きいち》や作家の太田洋子とともに講演、原爆被害調査をふまえて核兵器絶対反対の意思を鮮明にしている。この原爆展をベースに京都の百貨店でも「京大総合原爆展」が開催され、丸木位里《いり》・赤松俊子夫妻の「原爆の図」も展示して三万人の人たちが訪れたのだった。

重安はウイルス性白血病の研究などで昭和三二年の国際血液学会賞を受賞。幾多の著作も残している。『血液学の基礎』（丸善出版）や『肺の結核の諸型相と其の構造』（永井書店）などは、医学部のテキストとして広く用いられた。重安は昭和三九年（一九六四）三月三〇日永眠。六一年の熱い闘いの生涯だった。

医師会を牛耳った武《たけ》見《み》太《た》郎《ろう》

武見太郎
（1904-1983）

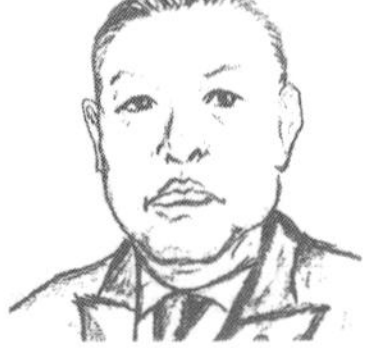

戦後医療の幕開けは国民皆保険制度のスタートだった。そして間もなく、七万人を擁する日本医師会（日医）の舵取りを委ねられた男がいる。武見太郎だ。保険医療の制限撤廃、医療報酬の改定を叫んで二五年の長期政権を果たした彼は、なんと敬虔な日蓮宗の信徒でもあったという。

太郎は明治三七年（一九〇四）三月七日、武見可質《かしち》の長男として京都府に誕生、生後まもなく東京の上野桜木町に転居した。旧制開成中学三年のとき腎臓結核に罹《かか》り、療養中に法華経に親しんだとか。慶應義塾の中学普通部に転校し、大正一一年（一九二二）慶應大学医学部に入学している。大学でも柴田一能の日蓮聖人讃迎会に入り、仏教青年会を創設して予科の講師をしていた友松円諦《えんたい》を人生の師と仰ぐようになった。

昭和五年（一九三〇）に医学部を卒業、内科教室に入ったが教授と折りあいが悪くて退職、同一三年には理化学研究所（理研）に入所して仁科芳雄の指導のもと原子物理学の医学的応用、初期の心電図の開発などに従事した。経歴をみると、二六歳で大学を卒業してから三四歳で理研に入るまでの八年間が、よくわかっていない。医局人事からはみ出して、どこかの病院で勤務医でもやっていたのだろうか。

理研に勤めた翌年には、研究生活のかたわら銀座四丁目の聖書館三階に「武見診療所」を開業、週二日の診療を行っている。待合室に「現役の大将、大臣と老人、急患は優先」の張り紙を出したのはいかにも太郎らしい。三七歳で秋月英子と結婚、妻が吉田茂の閨閥《けいばつ》につらなるせいか、彼の紹介で高血圧症の米内光政《よないみつまさ》を往診したとも伝えられる。戦後に政財界のお歴々が彼のクリニックを訪れたのも、ワンマン総理との縁故は否めまい。

太郎と日本医師会との関係は、中央区医師会の代議員となったときに始まる。昭和二五年には副会長となり、同三二年会長に就任、それから連続一三期二五年にもわたって会長職を譲らなかった。太郎の掲げた旗印は「自由主義経済下における開業医の独立を守る」ことで、主に開業医の利益を代弁したことであろう。

それまでの日医は、大学教授が牛耳る世界であった。これに不満を抱いた開業医グループが太郎を担ぎ出したのである。そのときの日医会長選挙はクーデターもどきであったとか。太郎の長期政権は圧倒的な政治力もさりながら、やはり開業医に支えられたものであった。そして太郎の発言力は増大し、政府の各種審議会委員などにも委嘱されて強力な指導力を発揮していく。

なかでも昭和三六年（一九六一）二月には、医師会と歯科医師会が全国一斉休診を断行、保険診療の拒否を強行するなど、時の厚生省官僚と対決の姿勢を貫いて「喧嘩太郎」の異名をとった。さらに薬剤師会まで含めて「三師会」を結成、その権力は「武見天皇」とまで呼ばれている。吉田茂との関係から私的なブレーンとしても政治に関わっていたという話さえあった。

保険医総辞退を避けるために、時の自民党政調会長・田中角栄と太郎との間で交わした合意文書をめぐって、こんなエピソードがある。どん詰まりまで追い込まれた政府は角栄に収拾策を一任するような形となった。角栄は日医会館に乗り込むと「右により総辞退は行わない」としたためた白紙委任状の便箋を渡し、「ここに要求を書き入れてください」と、太郎に下駄を預けてしまったという。

その便箋に太郎が書いた内容は、①医療保険制度の抜本的改正、②医学研究と教育の向上と国民福祉の結合、③医師と患者の人間関係に基づく自由の確保、④自由経済社会における診療報酬制度の確立、の四原則と「医療懇談会設置」の付帯事項であった。

政府としては白紙委任状を鵜《う》呑《の》みしてしまったようなものであろう。こうして保険医総辞退は避けられたが、医師会は事あるごとに四原則の合意を口にし、実質的に「権益の擁護」につながったことになる。

太郎はこんな意味のことも口にした。「まあ、優秀な医者は三分の一、普通レベルが三分の一、あとの三分の一は再教育が必要だと思う」と。太郎が日医のリーダーになったのは、自由診療に慣れていた開業医が皆保険の導入に戸惑い、生活の不安を募らせていたときであった。あれから半世紀のいま、その医療保険が財政的にピンチとなり、大幅に自由診療を認めようとする動きもあって、再び日医は危機感を募らせている。太郎が生きていたらどう対処しただろう。

しかし、武見太郎を知る人は「情けの太郎」とも話す。権力をふりかざす政治家や官僚には断固とした対応をするが、弱者にはやさしかったとか。彼の診療所は医療保険を扱わず、自由診療を貫いたが、診療費も患者の自由に任せていた。ある政治家は「自由と云われたらケチるわけにもいかんので」と一回一〇万円を払ったと漏らしているが、靴磨きの少年は無料で診察したと伝えられる。

太郎は漢方薬の愛用者でもあった。だから日本東洋医学会が中心となって漢方医療を保険診療に組み込む運動を展開したとき、これを全面的に支持、厚生省に働きかけて七〇種類の漢方製剤を薬価基準に収載させている。昭和四七年（一九七二）に北里研究所付属東洋医学総合研究所（現在の北里大学東洋医学総合研究所）が誕生したときも、太郎の大きな助力があった。

読書家としての太郎も、その世界では有名な話である。紀伊國屋書店から購入する書籍の金額は、並いる学究をおしのけて三本の指に入るほどの凄《すさ》まじさ。読んだ本を譲られた人によると、ポイントごとに印しがつけられていたとか。タバコも酒も嗜《たしな》まない太郎は、読書ひとすじであったのだろう。大食漢としても知られているが、自ら処方した漢方薬を常用していて、昭和五五年（一九八〇）に胃ガンと診断されるまで、ほとんど健康診断も受けなかったという。

太郎が日医会長を引退したのは昭和五七年（一九八二）である。それまで彼の診療所は全額自己負担の自由診療であり、医療保険は扱っていない。保険診療の待遇改善を求めながら、自らは保険を扱わないのは納得できないが、太郎本人は「名誉ある自由人だから」と云い放っていた。傍目には「殿様商売」と映ったはずで、あの闘争は誰のためだったのかと首をひねる人もいる。

晩年の太郎は、妙法寺山主の茂田井教亨《きょうこう》と信仰談義をするのを楽しみにしていた。『実録日本医師

『日本医師会長二五年の記録』（朝日出版社）『武見太郎回想録』（日本経済新聞社）『医心伝真』（実業之日本社）などの著作もある。そして昭和五八年（一九八三）一二月二〇日、太郎は胆管ガンのため七九歳の生涯を閉じた。一九七五年にはアジアで初の世界医師会長となり東京総会を主宰した関係もあって、葬儀には各国からも参列し故人を偲《しの》んでいる。

市民的な評論家の松田《まつだ》道雄《みちお》

松田道雄
（1908–1998）

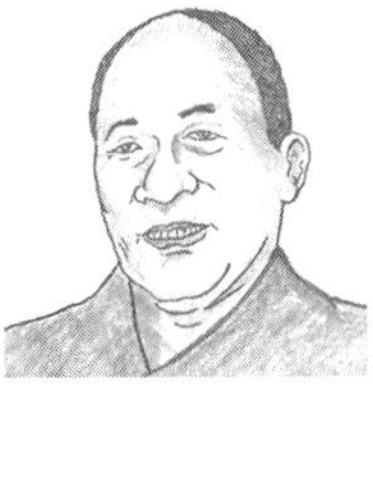

育児書から思想・社会問題に及ぶ幅広い著作で知られる評論家の松田道雄は、市民的な小児科医でもあった。晩年には高齢者医療や介護の現状にも警鐘を鳴らしている。

「患者には生きる権利とともに死ぬ権利もある」というのが、道雄の医師としての信念だったという。権力や権威を毛嫌いする学者でもあった。そして気さくな人柄を偲ぶ人が多い。

道雄は明治四一年（一九〇八）一〇月二六日、茨城県水海道町（現在の常総市）に生まれた。父親の仕事の都合で生後まもなく京都に移住し、旧制第三高等学校を経て昭和七年（一九三二）京都帝国大学医学部を卒業している。

同時に同大助手となり、主に小児結核を研究対象とした。その後、西ノ京の健康相談所、京都府保健課結核予防係、和歌山県衛生課長を経て、戦後は京都市内に小児科医院を開く。

昭和二四年（一九四九）に久野収らの勧めもあって平和問題談話会に参加、末川博、田中美知太郎、桑原武夫らと交わった。同四二年に代表作の『育児の百科』を刊行、この年で医院を閉鎖し、執筆・評論活動に専念することに。

著作は戦前の『結核』（弘文堂）から始まり、八八歳で刊行した『安楽に死にたい』まで膨大な数に及ぶ。とくに一九六〇年代初期の『私は赤ちゃん』『私は二歳』はじめ『私の幼児教育論』『育児の百科』（いずれも岩波書店）など一連の育児書は、急激な核家族化に直面した新世代の親たちにとって、懇切な相談相手となった。

なかでも『育児の百科』は発刊以来、毎年改訂を続けており、そのために道雄は外国の週刊誌を含めて毎月三〇冊の医学雑誌に目を通したという。『赤ん坊の科学』（創元社）で毎日出版文化賞、『君たちの天分を生かそう』（筑摩書房）で児童福祉文化賞を受けている。

前書は育児シリーズの一環であるが、後書は中学生を対象として日本という国と日本人の特性、人間の個性、独自の能力などにつき、語りかけるような文体で書かれたもの。多くの学校で推薦図書に選ばれた。

昭和五三年（一九七八）、道雄は武谷三男、野間宏、水上勉らと共に「安楽死法制化を阻止する会」の発起人となっている。その頃、植物人間化した人命などの安楽死を求める動きがあり、その法制化に反対を表明したのだ。

もともと道雄は、「生きる権利があるとともに死ぬ権利もある」と唱えているが、その一方で「医者の手によって不自然に生きつづけさせられる人間への美的な嫌悪から、人間の尊厳をまもるということではじめられた運動ではあるが、安楽死の法制化は性急な説である」といい、「安楽死法をつくって医者に自殺を手伝わせるというのは、（中略）医者の職業的使命の放棄を迫ることだ」（『生きること・死ぬこと』〈筑摩書房〉）と説いている。

さらに「現在の社会が生産技術の高度化から管理体制の強化にむかってすすんでいることもみとめねばならない。管理と人間差別は全体主義にむかう。こういう状況のなかで、医者が『植物人間』を合法的に殺すということをやれば、医者の社会的地位が一定の高みにある現在、『無用なものは殺せ』という風潮をよびおこすだろう」、そうなれば「障害者の福祉はその精神的支柱を失う」（引用は前述に同じ）とも訴える。

そして彼は「日本で安楽死を法律で許すときは、世界に先がけて患者主導の幇助《ほうじょ》自殺をみとめたいです。西洋とちがって日本では、自殺は悪でないという伝統があるからです」（『安楽に死にたい』）と説く。

道雄の自殺説も含蓄に富んでいる。「人生をはじめたばかりの青年の自殺と七十年を生きた人の自殺とは質的にちがう。青年の場合は、（中略）死の衝動が比較的簡単に治療できる病気の結果であるのにたいして、老人の自殺は生の延長のうえにある。（中略）生きるために死をえらぶというのは逆説的だが、（中略）ある年齢に達すると（中略）人間的生命を充実させるためには、生物的生命を犠牲にしなければならない。（中略）自分の生き方は自分できめるのだという原則的なものをもっていないと、他人のペースで生きねばならなくなる。他人というのは多くの場合、医者である」（『生きること・死ぬこと』）という。

人間は自分の自由意思に基づいて苦しまずに死ぬ権利を持っている。だが問題は、自分の自由意思で死を選んでいるかどうかだ。道雄はそのことを繰り返しいろんなメディアで説いている。

それは臓器移植も同じこと。「自分には不用になった臓器を他人の用に供することに反対するつもりはない。（中略）逆に五体そろって焼かれたいという美学に固執したければ固執していい。だが、しかつめらしい顔をした先生たちが委員会をつくって、臓器移植法などという法律ができてしまうと、青年が急死したら心臓を提供するのは、当然だという空気が起こりそうだ」（引用は前述に同じ）と懸念する。

いかにも自由人・松田道雄らしい論旨ではないか。彼は各新聞の文化欄や『世界』『暮しの手帖』『図書』などで精力的に生と死の問題を論じた。これらの著作は『松田道雄の本』（全一六巻、筑摩書房）に収められている。

またロシア語史料に基づくロシア革命研究の開拓者としても知られ、著書も多い。『世界の歴史〈22〉ロシアの革命』（河出書房新社）や『ロシア革命』（平凡社）『革命家の肖像』（筑摩書房）などは、その分野の代表的な著作であろう。

エッセイにも定評があった。『京の町かどから』（朝日新聞社）『花洛《からく》小景』（筑摩書房）『町医者の戦後』（岩波書店）などは、軽妙なペンさばきの中に住みなれた京へのいとしさが溢《あふ》れている。

『若き人々へ』（筑摩書房）や『母と子への手紙――乳幼児から思春期までの健康相談』（岩波書店）には淡々とした人間愛が流れていて、道雄の人柄の反映が濃い。彼の著作で感銘を受けるのは、どんな問題も嚙《か》み砕いてわかりやすく訴えてくることだ。それは小児科医が患者に接するときの原点を思わせる。

道雄は平成一〇年（一九九八）六月一日、急性心筋梗塞のため京都市中京区の自宅で八九歳の生涯を閉じた。前年の五月初旬に自宅で転倒し、その後は床についていたとか。

しかし意識は確かで、亡くなる前日の朝もライフワークにしている『育児の百科』の改訂資料となる欧米の医学雑誌に目を通していたと伝えられる。葬儀は形式張ったことを嫌う道雄の遺志で祭壇を設けず、近親者と近所の人だけが小雨の中を見送ったという。彼らしい最期であった。

臨床薬理を提唱の砂《すな》原《はら》茂《しげ》一《いち》

砂原茂一

（1908-1988）

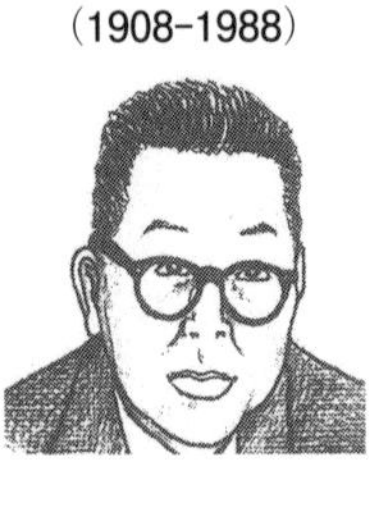

結核とリハビリと臨床薬理と書けば、お察しの人は多いだろう。そう、砂原茂一である。目標を掲げてひたむきに進む人だった。そして彼の理論の底には「医の倫理」が根づいている。しかつめらしい理屈ではなくて、それは誰の共感も呼ぶごく自然な主張であった。国民皆保険の危機が迫るなど、医療制度に新たな問題を抱えるいま、あらためてこの男に注目したい。

茂一は明治四一年（一九〇八）五月一六日、三重県に生まれた。少年の頃から医師に憧れ、東京帝国大学医学部を卒業すると第三内科に入局して主に結核の研究に励んでいる。それが実を結び、国立東京療養所長を経て昭和四三年（一九六八）には国立療養所東京病院長に就任した。結核医療の第一人者として知られるが、経歴よりも業績の広く大きいことに驚く。

彼はその臨床医の生涯を通じて結核病学という太い幹から、患者のＱＯＬ（Quality Of Life、生活の質）を追究するリハビリテーションや、薬の科学的な効果判定を探索する臨床薬理という二本の大きな枝を伸ばして育てた。いずれも日本の医療に欠落した、あるいは希薄な分野であろう。その領域を開拓した功績は大きい。

茂一が取り組んだ結核は、長らく日本の「亡国病」といわれた伝染病で、昭和の敗戦後数年まで死因のトップを走っていた。結核とは結核菌による空気感染で、その九〇パーセントは肺結核、あとの一〇パーセントは全身の臓器・器官にも感染する疾患（結核性髄膜炎、骨関節結核、腎結核など）である。

茂一が修行した東大の第三内科は結核を当面の標的として研究した組織で、ＢＣＧの予防法を提唱した今村荒男もこの医局の先輩だった。結核が「死神にとりつかれる病」でなくなったのは、昭和も戦後、ストレプトマイシンなど一連の抗生物質が臨床の現場に登場してからである。

さらに同二六年（一九五一）には結核予防法が制定され、患者の治療が受けやすくなったことと化学療法の普及で結核は激減するようになった。しかし茂一が病院長に就任した当時は結核菌に耐性菌が発生した頃で、またぞろ難問を抱えた時期であろう。茂一らは耐性となった結核菌に対し、二～四剤の投与を六か月試みる多剤併用療法などを考案して新たな結核菌に挑んだ。そして結核患者は減り、空いた病室の利用を考えるまでに改善したのである。

次に彼が始めたのはリハビリテーションへの取り組みであった。それは彼が院長になる前から考え院内で行っていたことだが、本格的な施設として日本で初の病院付属リハビリテーション学院を開設し、自ら校長に就任したのは同三八年（一九六三）のことである。

リハビリテーションの語源はラテン語の「再び適した状態になる」意味だという。つまり体と精神の回復を図るだけでなく、患者が前向きに生きようとするすべてのライフステージを援助すること、そのために三年間の専門教育機関を設け、理学療法士（PT）と作業療法士（OT）の育成を始めたのだ。

学院は一応の目的を達したという認識で平成二〇年（二〇〇八）に廃校となったが、この施設がリハビリの普及に尽くした功績は図り知れない。茂一は関係者の間でバイブルといわれる『リハビリテーション医学全書』（医歯薬出版）の一巻『リハビリ概論』と四巻『運動学』の執筆を担当、詳しくリハビリ効果を説いている。また『リハビリテーション』（岩波新書）は一般の人にもわかりやすく、リハビリ医療の必要性を解説したもの。単に機能を回復させるだけがリハビリではないことが納得できるはずだ。

ところで、茂一がその医療活動を通じて最も精力的に取り組んだのは、臨床薬理学の確立であろう。薬の副作用が頻発し、「薬害」あるいは「薬禍」という声まで上がるようになったのは昭和三〇年代のこと。

それまで薬理学や薬剤学は医学や薬学のカリキュラムに組み込まれていたものの、その実態は文献的な内容が強い傾向にあった。実際に薬が体内に吸収され、どの臓器にどう働いてどんな機能の変化が現れるのか、その毒性と有用性との間にどのような関連があり、そのメリットが期待できるのは何かなど、大学でも病院でもほとんど手探りの状態が続いていた。

だから「薬は医療の中の真空地帯」とも云われたもの。茂一はこの事態を以前から憂慮し、新薬開発と薬物療法の基礎を根本的に見直すべきだと主張、その具体策として「臨床薬理学」を提唱していたのである。臨床薬理学は薬の作用効果機序を扱う基礎科学である薬理学を土台とするが、さらに実践的な薬の使用方法を主に対象とする学問だ。病変における薬理作用の標的分子の発見といったミクロの世界から、集団に対する薬剤投与の影響のようなマクロの世界まで、学問の幅は広い。

だから臨床薬理学を支えるのは、薬が体のどの部位にどう作用するかを追究する薬力学、体内に入った薬がどのように吸収・分布・代謝・排泄《はいせつ》されるかを扱う薬物動態学、適切な薬を適切な用量で処方し、適切に中止するかのノウハウを探る処方学、薬の毒性や有害物質との介在にともなう体の反応とその治療法を調べる薬物相互作用などの知識である。少なくとも医学と薬学領域の連携は必須条件であろう。

茂一は、ともするとセクショナリズムに陥りやすい研究者の広い連帯を呼びかけ、「臨床薬理学はそれらの科学する総合的な情熱によって築かれる」と繰り返し強調した。『臨床医学の論理と倫理』(東京大学出版会)、『臨床薬理——新薬開発と薬物療法の基礎』(講談社)などでは、臨床薬理学の必要性だけでなく、厳しく医学の倫理も説いた。

また一般向けの著作では、上田敏と共著の『ある病気の運命——結核との闘いから何を学ぶか』(東京大学出版会)、『医者と患者と病院と』(岩波新書)などが広く読まれている。平易な言葉で本質に迫る彼特有の著述だ。そして茂一は昭和六三年(一九八八)六月一五日、八〇年の生涯を閉じたのである。結核とリハビリと臨床薬理学と、いずれも医療の世界にすばらしい足跡を残した。

茂一がその対策に一生を捧げた結核は、またぞろ毎年二万人が発症しており、いまや「古くて新しい感染症」となっている。リハビリは普及したが、医療費節減から切り捨て問題も報じられた。そして臨床薬理学の講座をもつ医学部や薬学部は現在、何パーセントに達しているだろう。茂一の存在が偲ばれてならない。

死後も平和を訴える永井《ながい》隆《たかし》

永井隆
(1908-1951)

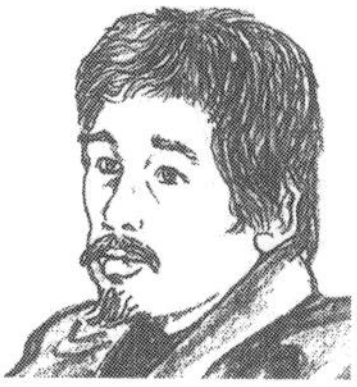

長崎に投下された原爆で妻を失い、自らも被爆しながら救援活動を続け、遂に愛児を残して絶命した医師。その著書や映画で多くの人たちの涙をしぼったのは永井隆である。彼は死ぬまで平和を訴えた。いや死後も、彼は戦争を許してはいけないと、遺書の中で熱く叫んでいる。

隆は明治四一年（一九〇八）二月三日、島根県松江市で生まれた。同じ年に島根県飯石《いいし》村（現在の雲南市）に移住している。旧制の松江高等学校から長崎医科大学（現在の長崎大学医学部）に入学したのは昭和三年（一九二八）のこと。アクティブな学生で、バスケットでは西日本選手権を制覇したり、アララギ派の歌会にも参加していたとか。

彼は浦上天主堂近くのカトリック信徒の家に下宿していた。高校のときから唯物論に傾きやすい言動がみられたが、母の急逝で霊魂の存在を信ずるようになり、パスカルの『パンセ』を読みふけっている。下宿先の森山家は教会暦を伝承する帳方で、後に妻となる一人娘の緑（洗礼名・マリア）と知りあう。

大学を卒業したのは母親が亡くなった一年後の同七年。卒業式で総代の答辞を読むはずだったのに、急性中耳炎で重症に陥った。二か月後にようやく回復したものの右耳が不自由になったため、内科への志望を諦めて物理的療法科（放射線科）に入局することに。

昭和八年（一九三三）広島歩兵連隊に入り、短期軍医として満州事変に従軍したが、翌年には大学に復帰した。その間、緑から送られた公教要理を読んでカトリック教の理解を深めたと伝えられる。同九年、浦上天主堂で洗礼（洗礼名・パウロ）を受け、緑と結婚した。

やがてカトリックの信徒組織である聖人ヴィンセンシオ・ア・パウロ会に入会、この頃に培った奉仕の精神が彼の晩年の行動へと結びつくことになる。隆が急性咽頭炎にかかり、アナフィラキシー症状で危篤となったのは同一〇年のこと。辛うじて助かったが喘息《ぜんそく》が持病となった。

同一二年に講師に昇格した直後、日中戦争の勃発で召集され、軍医中尉として中国大陸に従軍している。現地では日本軍だけでなく、中国人にも隔てなく治療を施した。三年後に帰国して助教授となり、物理的療法科部長を兼任する。「尿石の微細構造」で学位も取得。隆は充実した研究生活を続けることに。

しかし日常的な仕事で多いのは結核のX線検診であった。フィルムが不足していたため透視による診断を続けざるを得ない。当然ながらX線がもれたことによる白血病に罹患《りかん》していた。それも突然に罹患したのではなく、同一五年頃にはすでに発症していたらしい。

昭和二〇年（一九四五）八月九日、長崎に原子爆弾が投下された。隆は爆心地から七〇〇メートルの長崎医大の診察室で被爆、右側頭動脈切断の重傷を負ったが、緊急事態に応じなければならない。

布で頭を縛ったまま救援活動に当たったという。

彼が帰宅できたのは二日後。そして目にしたのは台所跡に骨片となってしまった妻の遺骸だった。その骨を拾って埋葬すると、翌日には子どもと義母が疎開していた三山に行き、そこに救援班を置いて被爆者の救護を行っている。悲しみに浸る暇さえない状況だった。

敗戦直前の検診で隆の白血病は「余命三年」と宣告されている。それに原爆による大量の放射能を浴びたのだから、彼の生命は風前の灯《ともしび》であった。九月一〇日には昏睡《こんすい》状態に陥るが、その薄れゆく意識の中で〈光りつつ秋空高く消えにけり〉と詠んだとか。二〇日、傷口からの出血が止まらず、再び昏睡状態に。このため救護班は解散した。

その後、奇跡的に出血が止まって小康状態を得ると、隆は三山救援班で執筆した「原子爆弾救護報告書」（第一一医療班）を長崎医大に提出している。報告書は二五年間、行方不明になっていたが、地元の放送記者によって発見された。同二一年、隆は教授に就任する。しかしこの年の夏に長崎駅近くで倒れ、秋に「原子病と原子医学」を長崎医学会に発表した後は病床に伏す身となってしまう。

それからの日々を過ごす庵《いおり》が、浦上の人たちやカトリック教会の協力で建てられたのは同二七年であった。「己の如《ごと》く人を愛せよ」の言葉から庵の名を「如己堂」という。隆は同年九月に長崎医大を退官。その秋には来日中のヘレン・ケラーが予告なしに隆を見舞ったりして話題になった。年末には長崎市の名誉市民の称号を贈られている。

隆には『長崎の鐘』（日比谷出版社）『この子を残して』（大日本雄弁会講談社）『如己堂随筆』（中央出

版社）など著作も多い。一貫した彼の願いは平和だ。『いとし子よ』（大日本雄弁会講談社）の中で隆は、「日本国民は憲法で戦争をしないことを決めた。（中略）国際情勢次第では、日本人の中から、憲法を改めて、戦争放棄の条項を削れ、と叫ぶ者が出ないとも限らない。（中略）そのときこそ、……誠一よ、カヤノよ、たとい最後の二人になっても、どんな罵りや暴力を受けても、きっぱりと『戦争絶対反対』を叫び続け、叫び通しておくれ」と、熱っぽく書いている。

昭和二六年二月には隆の白血球が三九万を超えて危険な状態となったが、キリシタン伝の『乙女峠』（中央出版社）の執筆に取り組んだ。しかし原稿は誤字が多くて本人が驚いたほどであったとか。四月二五日に右肩内出血で執筆不能となり、これが絶筆となった。

隆らしいのは「医学生に白血病の最期を見せたいから」という希望で、死の直前に長崎医大に入院したことであろう。臨床を重んじた隆の医学教育方針が伝わってくる。同年五月一日、息子の誠一から十字架を受け取ると、静かに息を引き取った。

彼は著作の印税などで子どものための図書館「うちらの本箱」をつくったが、これは死後、長崎市立永井図書館となり、現在では永井隆記念館となって隆を偲ぶ場になっている。また故郷の島根県雲南市では「永井隆平和賞」が設けられ、母校の長崎大学には被爆者に医療を提供する拠点として「永井隆記念国際ヒバクシャ医療センター」を創設するなど、隆を顕彰する催しが続いた。

遺言によって彼の死の翌日には遺体の解剖が行われたが、死因は白血病による心不全と判明。所見によると、脾臓、肝臓、腎臓など驚くほど肥大しており、心臓は筋肉組織の破壊が始まっていたという。三日には浦上天主堂でミサが捧げられ、一四日には長崎市民葬が営まれて約二万人が参列した。天主堂の鐘が鳴ると、長崎中の寺院の梵鐘《ぼんしょう》や船舶の汽笛が一斉に鳴り響いたと伝えられる。隆の亡骸は長崎市坂本町の国際外人墓地に、妻と並んで埋葬された。

生活を守る

名医は患者のＱＯＬ（生活の質）を大切に考える。だから終末医療に際しても無理な延命治療よりも、苦痛を除く緩和治療が主流と云っていい。それは強引に軍拡を進めるよりも、暮しの充実を図る政治の転換を示唆するようなものであろう。

農村医療を拓いた若月俊一《わかつきとしかず》

若月俊一
（1910-2006）

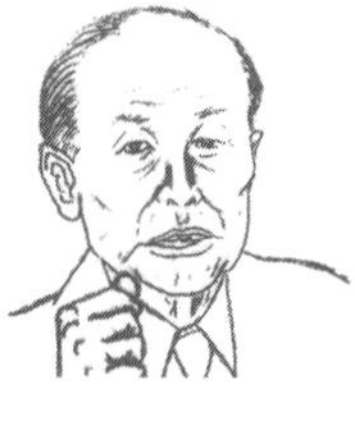

どこの農山村でも、かつては四つんばい仕事を余儀なくされた。そのため腰痛、神経痛、冷え症、高血圧症などの持病が多いのに医療には恵まれず、貧しさもあって受診率は極度に低かったのである。彼らは百姓病と諦め、辛抱強く持病と向きあっていた。

そんな農村に飛び込んで住民と苦楽を共にした医師がいる。先輩たちが避けてきた農民医療に心血を注ぎ、誰もなしえなかった百姓病の救済に一生を捧げた男である。若月俊一だ。

俊一は明治四三年（一九一〇）六月二六日、東京神田で洋品店を営む若月幸作の二男として誕生した。関東大震災で焼け出された後に湿性肋膜《ろくまく》炎を患って三か月ばかり入院した経験から、医療に関心を持つようになったといわれる。

府立一中、旧制松本高等学校、東京帝国大学医学部のコースをたどって念願の医師に。東大の同期には心臓病の榊原仟《さかきばらしげる》やラジオドクターの近藤宏二らがいる。若い頃の俊一は、医学ひとすじというわけではなかった。文学や哲学に興味を持ち、マルクス主義に傾倒して共産党に入党しようと思った時期もあったが、その寸前で思いとどまったとか。

昭和一一年（一九三六）、二六歳で東大を卒業したが、どこの医局からも入局を断られ、分院の外科・大槻《おおつき》菊男教授に拾われて入局。翌年には衛生兵卒として満州へ出征した。同一三年、肺結核で第一陸軍病院に入院、退院と同時に除隊となる。

東大分院に戻り、その後、石川県金沢市の青木病院に出向、小松製作所で工場災害の多発原因の統計的観察を行う。ところがこの工場での労働災害の研究活動が治安維持法に抵触したという理由で検挙され、目白の拘置所に一年間留置されたこともあった。俊一は疥癬《かいせん》（かゆい皮膚病）に悩まされたという。豊多摩刑務所でも、拘禁中だった哲学者の三木清が同様に疥癬を病み、それに起因する腎臓病の悪化で敗戦後に死亡している。

俊一が長野県南佐久郡臼田町（現在の佐久市）の佐久病院に赴任したのは昭和二〇年（一九四五）、敗戦の直前であった。そこは長野県厚生農業協同組合連合会の営む施設で、大槻教授の推薦であったという。佐久高原にぽつりと建つ二〇床ばかりの貧しい病院だった。

俊一はあまりにも多い「手遅れ患者」に驚く。そして朝から晩まで手術に追いまくられた。それまで外科手術は長野市まで行かないと受けられなかったのである。次に始めたのは巡回診療だった。「農民と共に」を胸に地域住民の中へ入り込み、無医地区への出前診療など、住民と一体になった医療活動を展開する。

一方、病院の中に労働組合を結成して委員長となり、昭和二一年には全従業員の投票により病院長に就任した。俊一の率いる医療活動は、いまも現地の語り草となっている。「予防は治療に勝る」との考えから、自ら脚本を書いた演劇をセットにして農村を巡回し、診療の後は人形劇やコーラスなどで健康教育を行った。農薬中毒、農具による外傷、寄生虫病など農村特有の疾病の研究も進め、同二七年には日本農村医学会を設立して俊一が会長に就任している。

わたしが佐久総合病院をルポしたのは、たしか昭和三四年（一九五九）であった。俊一が八千穂村で全村健康管理を開始した年である。その目的を俊一は「巡回診療はその場限りになりやすい。検診を定期的に村ぐるみで行わないと、本当の保健活動にはならない」と熱っぽく語ったのを憶《おぼ》えている。全村活動に先駆けて俊一は、八千穂村佐口地区の一五戸に石炭ストーブを入れ、血圧、リウマチ、神経痛などを三年間観察した結果、いずれも改善のデータを得ていた。

巡回診療に同行したとき、住民たちが笑顔で「農民体操」を行っている光景をわたしは見ている。「四つんばいの仕事が多いから、ちょっとしたストレッチが効果的なんです」と俊一。自ら農民の中に入って行き、微笑みながら話を聞いている。

ちっとも偉ぶらずに語りかける彼の自然体が、多くの住民に受け入れられていた。病院スタッフの話では、彼の睡眠時間は四時間ぐらいだろうとのこと。院長室には深夜まで灯《あかり》がついていると、そのハードな診療活動を語っていた。

いまでも八千穂村の老人医療は、罹患《りかん》率も医療費も低い。それは俊一らの農村医療の成果と云《い》えるだろう。農村の生活に密着したフィールドワークや研究を行い、気づかず型や我慢型の潜在疾病の概念を確立したからにほかならない。それは健診のモデルとなり、日本だけでなくアジア諸国の農村の

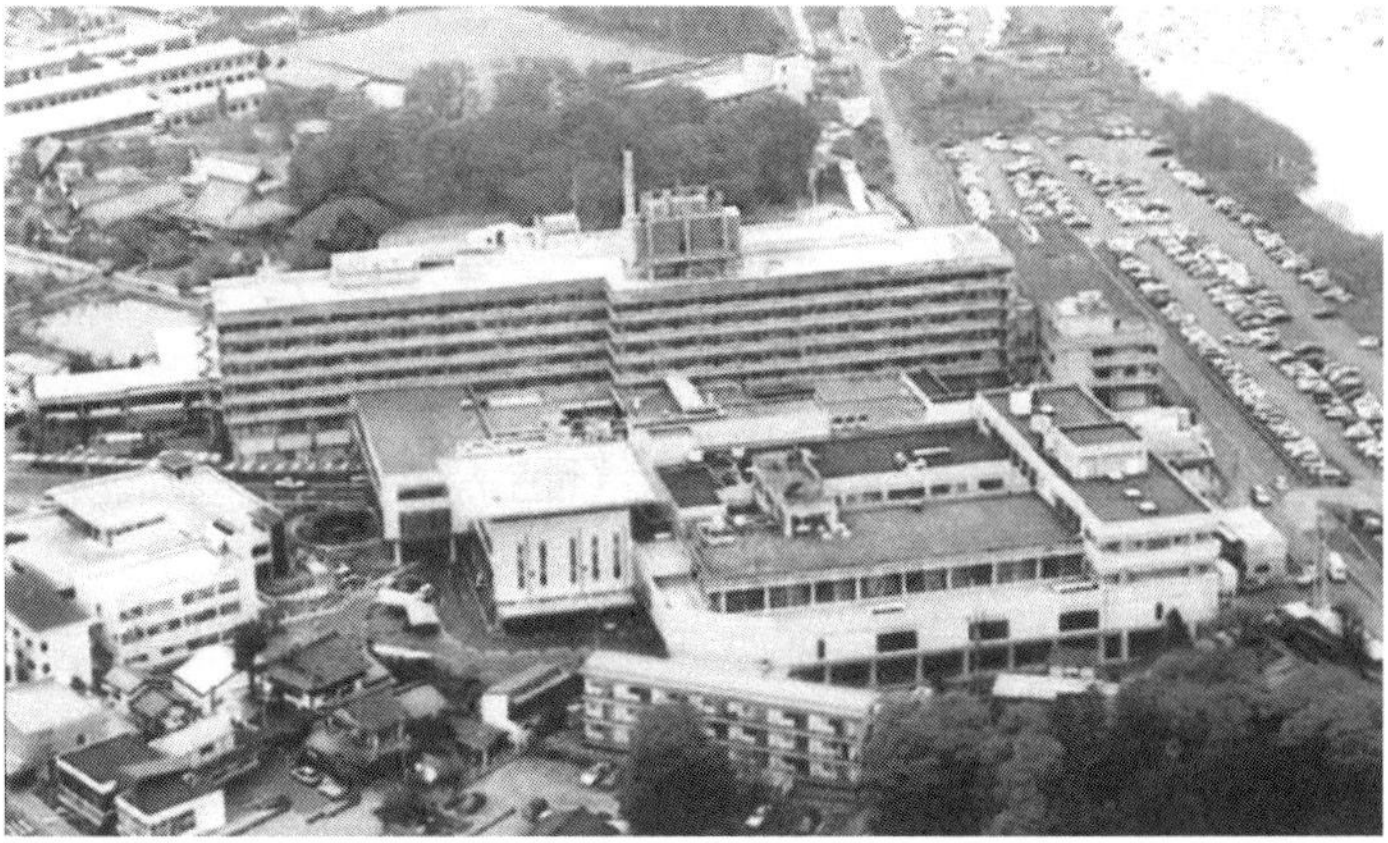
現在の佐久総合病院

医療にも大きな影響を与えている。
　俊一はその功績により、一九七六年、アジアのノーベル賞とも呼ばれるマグサイサイ賞を受賞した。しかし俊一には果たせなかった夢もあったという。それは、誇りとシンパシーを持って農村で働くことのできる医師を養成するための「農村医科大学」を設立することだった。佐久総合病院はその付属病院として運用するに十分な規模と設備を誇れるまでに成長している。
　これは俊一が「朝日賞」を受賞した後、ぽつりと漏らした構想だったとか。晩年の俊一は「メディコ・ポリス」構想を提唱していた。メディコとは広く「医療」を意味し、ポリスは「町」のこと。企業誘致によるテクノ・ポリスに対して彼は保健・医療・福祉を軸にした町づくりを目指したのである。
　経済学者の宮本憲一はこの構想に注目し、佐久地区の三つの町村を調査して地域財政論の立場から、その有効性を説いたという。そして現に、佐久総合病院を核とした町づくりが始まっているのだ。これは佐久地区だけではなく、普遍性のあるテーマであろう。

医局からはみ出て寒村の小さな診療所に赴任した俊一は、そこを半世紀の努力で八二一床の本院と一三二床の分院を擁する国内でも有数の総合病院に育て上げ、さらに町づくりにまで夢を膨らませていたのだ。「農村に入ったら小作農たれ」という宮沢賢治の教えが彼の活動を支えたと伝えられる。そして「地域医療は文化活動、医療は文化」が彼の口癖であった。

平成一八年（二〇〇六）八月二二日、俊一は肺炎のため入院先の佐久総合病院で逝去。九六歳だった。自分の育てた病院での臨終は、その天寿にふさわしく安らかであったという。別れの会には三二〇〇人もが訪れて俊一を偲《しの》んだ。彼の著『村で病気とたたかう』（岩波書店）は、地域医療を志す人たちのバイブルのような存在になっている。

ポリオで奮闘した久保全雄《くぼまさお》

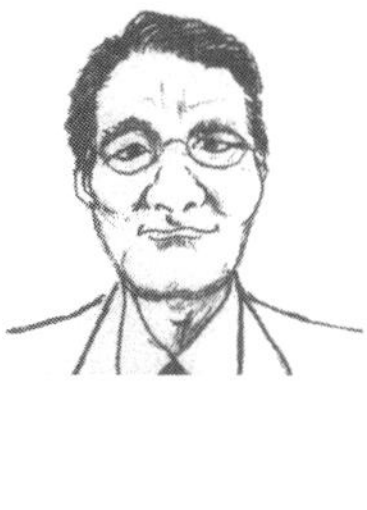
久保全雄
（1911-1989）

新日本医師協会を拠点にして多面的な活動を展開した男に久保全雄がいる。ビキニ水爆被害の実態調査、ポリオ根絶のための生ワクチン輸入、新潟水俣病《みなまたびょう》闘争、日本学術会議の民主化など、全雄の活動はめざましい。

とくに政府が二の足を踏んでいたソ連からのポリオワクチンを輸入させた功績は、医療史上に特筆されることであろう。「クボテン」と愛称された彼は、広く大衆から学んで自由闊達《じゆうかったつ》に活動する稀有《けう》な医師であった。

全雄は明治四四年（一九一一）一〇月一日、東京湯島に生まれている。父の秀造は教職から実業に転じた人。二男四女のうち全雄は上から二番目であった。府立三中（現在の両国高校）から日本医科大学に進学したのは昭和五年（一九三〇）。中学の頃は浅草の映画館と上野の図書館に足しげく通ったという。

同一一年に医大を卒業すると、全雄は内幸町の平山胃腸病院に就職した。ここは日医大の付属病院で、日本の消化器学会を創設した施設でもある。彼は研修を積みながら自らの持病でもあった胃腸病を治療することもできた。

同年一〇月、全雄に召集令状が届き、軍医として千葉の習志野陸軍病院に赴任する。彼はここで胃腸病をぶり返す。「召集されたら命令に従って生きのびるしかない」と思うストレスが、彼の胃腸を直撃したようだ。そして翌年に腸管狭窄《きょうさく》症の手術を受け、一年間も療養することに。

召集解除になったのは昭和一六年二月だが、五か月余で再召集をかけられてしまう。こんどは戦地部隊の要員としての臨時召集であった。またもストレスで病状悪化、一〇月には東京陸軍第二病院の現役をはずされて除隊となる。その後、厚生省（現在の厚生労働省）の任意健康保険技師となるが平穏な日は続かず、またも召集されてしまう。

昭和一七年（一九四二）の召集では、いきなりマレーに衛生行政官として派遣された。何日もかけて船がシンガポールに着いたときは、彼は四〇度の高熱にうなされている。医師ではあっても行政官（軍属）としての赴任だから治療薬もない。朦朧《もうろう》とする意識の中で「このまま死んだら麻袋に詰められて海へ放り込まれるんだな」と思ったそうだ。

全雄の任務はシンガポールの衛生行政である。その施策をめぐって、ことごとく軍部と衝突した。マラリアを予防するための蚊の駆除にしても、軍隊の周辺だけに薬剤を撒《ま》けばよいと主張する軍部には従えなかったし、飲料水も水源が汚染されれば結果的には軍隊にも影響は避けられない。そんな当然の理屈がわからぬ軍隊と、全雄は絶えず衝突したのである。

緒戦こそ勝ち進んだ日本軍も物量に勝る戦力には抗す術《すべ》もなく、昭和一八年のガダルカナル島を撤退してからは敗退の一途をたどった。シンガポールには細菌戦で恐れられた731部隊が来て、全雄が職場にしていた病院を接収すると通告、全雄が反対すると憲兵が来てたちまち放り出されてしまい、彼の病弱を理由に内地送還となる。

六年間に及ぶ軍役から解放された全雄は、警視庁技師補労務監督官となって厚生省から出向し、保険、衛生、労政分野の業務に就いた。そして敗戦の日を迎えることに。昭和二一年（一九四六）に厚生省の労務課が東京都に移管されたのを機に全雄は退官し、父親の地・吾野に帰っている。

やがて彼は東京へ出て、自分を賭けるような生活を始めた。闇ブローカーや中古ラジオをさばいてぼろ儲《もう》けしたらしい。その荒れた生活も一年半で切り上げ、儲けた資金で北千住に久保診療所を開設したのは昭和二三年（一九四八）一一月であった。

周辺には赤線やスラムがあり、「花柳界の女やヤクザが来ると一般の患者は逃げてしまう。だから午前中は一般人、午後になると花柳界の患者が来て、夜にはヤクザが来るようにしました」と、全雄は『診療研究』（東京保険医協会）で語っている。だがこの診療所は八か月で閉鎖してしまった。

大田区の池上に民主的な診療所を建設しようとする運動が始まり、全雄が招かれたのが閉鎖の理由である。それは一般の開業医のように診療所を医師の私的所有物とするのではなく非営利性を貫き、地域の人々を含めて民主的に運営しようという試みであった。

昭和二五年（一九五〇）三月、彼は池上診療所の初代所長となり、北千住で鍛えた「なんでも屋」の腕前を振るうことになる。同診療所は東京民主医療機関連合会（東京民医連）から全国組織の新日本医師協会（全医協）へも加盟、組織を広げるのに大きく貢献したと云えるだろう。

全医協が発足したのは昭和二三年で、初代会長に馬島僴《まじまゆたか》、副会長に太田典礼《てんれい》らを選出、規約には「医学にはびこる封建制を打ち破り、日常の診療と研究を直結させることによって生活文化を向上させる」と掲げていた。全雄はそこに飛び込んで行き、全医協を拠《よ》り所にして多彩な活動を展開することになる。同二七年には東京支部長となり、翌年には本部の事務局長に就いた。

全雄の名が全国に知れ渡ったのは、ポリオワクチンを当時のソ連から緊急輸入するのに尽力し、これを実現させたことである。昭和三五年（一九六〇）から翌年にかけて、日本ではポリオ（小児麻《ま》痺《ひ》）が猛威を振るった。これを阻止するにはソ連で開発した安価な生ワクチンで予防するしかなかったのだが、米ソ冷戦下の政治情勢を斟酌《しんしゃく》したのか厚生省は生ワクチンの輸入に及び腰で、赤ん坊を背負った母親たちが省内にまで押しかける事態を招く。

全医協事務局長の全雄は生ワクチン要求の先頭に立った。ようやく輸入を認めさせると一刻も早く実現するために自らソ連に渡る。昭和三六年六月、彼はソ連に飛んでポリオワクチン責任者のチマコフ博士に直談判し、日本の実情を訴えて一〇〇〇万人分の生ワクチンを輸入したのであった。

小児麻痺はポリオウイルスが中枢神経組織に感染することによって発症する。主に乳幼児が罹《かか》り、発熱や下痢のあと手足が麻痺して重ければ死に至り、命が助かっても障害が残る怖い伝染病だ。五六〇〇人のポリオ患者が出て約三〇〇人が亡くなった同三五年に続いて翌年も感染者は一〇〇〇人を突破している。ソ連から生ワクチンが届いたのは同年七月一二日、さっそく投与されると翌月から東京都ではポリオの発症がゼロになったのだ。

あれから四〇年経《た》った二〇〇〇年一〇月、ＷＨＯ（世界保健機関）は日本を含むアジア太平洋の三七か国・地域からポリオが根絶されたと宣言している。「日本のポリオ闘争は、大衆が立ち上がって伝染病を鎮圧した世界的な事件」と、当時のＷＨＯウイルス部長だったチマコフは評したという。

全雄の活動はビキニ水爆実験の被害から新潟水俣病の調査などにも及んだ。彼の著『ポリオに抗して』（自費出版）は日本から小児麻痺を駆逐した母親たちの貴重な記録である。また『生きる条件』（医療図書出版社）では医療の原点や医師の生きざまを考えさせられる幾多の問題を投げかけていると云えよう。平成元年（一九八九）五月一六日、全雄は七七年の熱い生涯を閉じた。ガンの全身的な骨転移であったと伝えられる。

生涯現役を貫く日野原《ひのはら》重明《しげあき》

一世紀を超えても現役の医師がいた。それも診療だけでなく、講演、執筆、音楽まで手を広げ、超多忙の毎日。だから移動する車の中でも原稿を書いたりしたという。睡眠時間は四時間半から五時間。週に一度は徹夜もしたが、九六歳からは自粛することにしたそうだ。それにしても恐るべき老人パワーではないか。その人の名は日野原重明。稀有な老人タレントでもあった。

重明は明治四四年（一九一一）一〇月四日、山口市湯田にある母親の実家で出生。そのとき父親の善輔《ぜんすけ》はユニオン神学校に留学中で、帰国後に広島女学院の学院長を務めた男である。四歳のとき神戸に転居し、七歳で洗礼を受けた。小学校四年のとき急性腎炎を発症して休校。その療養中に宣教師の妻からピアノを習ったという。

関西学院中等部から京都の第三高等学校に進学したのは昭和四年（一九二九）。その頃の彼は赤面恐怖症の傾向があり、それを克服するため弁論部に入った。同時に文芸部にも入り、随筆や詩を寄稿している。京都帝国大学医学部に入学したのは昭和七年だが、一年たらずで結核を発病し、山口県の虹ケ浜で療養生活を送った。復学後も体調が悪く、比較的楽な精神科医になろうと考えたこともある

日野原重明
（1911-2017）

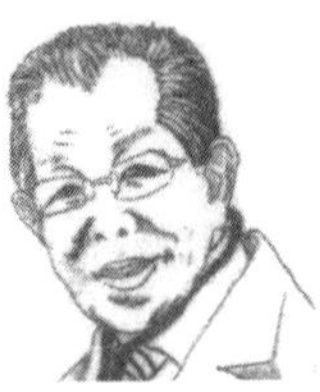

とか。

医学部を卒業したのは同一二年（一九三七）。重明が進路を選んだのは循環器の第三内科だった。真下俊一教授の下で無給の副手を務めながら、北野病院や京都病院でも働いている。その後、同大学院の博士課程で心臓病を専攻した。昭和一六年に上京し、聖路加《せいるか》国際病院の内科医になる。周辺からは東大閥で苦労すると反対されたが、それを承知で選んだとか。だが聖路加に学閥はなかった。

三一歳で結婚。相手は父が牧師をしていた田園調布の教会で日曜学校の教師をしていた女性だった。そして翌年の同一七年に「心音の研究」で学位を取得する。音楽好きの彼らしく、心臓が収縮するとき低音になることを発見した内容で、アメリカの医学雑誌にも投稿した。同二〇年、戦局が拡大したのを憂慮して海軍に志願。軍医少尉となって戸塚海軍病院などに勤務したが、間もなく急性腎炎のため入院し、除隊となる。

戦後の昭和二六年、聖路加国際病院に復帰後、エモリー大学に留学し、ポール・ビーソン教授に師事、メイヨー・クリニックでホリスティック医学を学ぶ。一年後に帰国すると聖路加の院長補佐に就任した。このとき京都大学医学部第三内科教授ポストの打診を受けているが断ったと伝えられる。同時に東京看護教育模範学校（現在の日本赤十字看護大学）の講師や医師研修審議会委員なども務めた。

同二八年には国際基督教大学教授に就任し、社会衛生学などを講ずると共に大学診療所にも関わっている。同三二年、当時の石橋湛山総理が脳梗塞で倒れたときは主治医を務めた。重明が広く知られるようになったのは、ハイジャックの人質になったことであろう。

同四五年、彼が福岡での内科学会に出席するため羽田を発《た》った日航機よど号が赤軍派を名乗る犯人グループに乗っ取られたのだ。韓国の金浦《キンポ》空港で解放されるまで、重明は同乗していた吉利和東京大学教授と乗客の健康診断をしたという。パニックのときも読書をする余裕をみせたというので話題となった。そしてこの事件をきっかけに重明は内科医としての名声を追求する生き方を止めたと述懐している。

聖路加看護大学の副学長に就任したのは翌四六年であった。その二年後にはライフ・プランニング・センターを設立して理事長になる。翌年に彼は聖路加国際病院を定年退職し、死去した橋本寛敏《ひろとし》の後任として院長になる予定であったが、ライフ・プランニング・センターが笹川良一から援助を受けていると問題視され、院長就任を断ったという。そしてこの年、聖路加看護大学の学長に就任し、日本で初の看護大学院を開設したのであった。

転んでもタダでは起きない粘り強さが彼にはある。よく色紙を求められると重明は、「運命は自分でデザインしよう」と書いたが、したたかに切り拓《ひら》いてゆくタイプだ。彼の活動はさらに外へ広がり、旭川医科大学、自治医科大学などの客員教授に迎えられている。同五九年から二年間、東洋人としては初の国際内科学会長も務めた。

日本バイオミュージック研究会を提案したのも重明である。現在の日本音楽療法学会で、彼が初代の会長ということになる。日本で最初に人間ドッグを開設したのも重明だ。そして「成人病」と呼ばれていた一連の疾病を「生活習慣病」と改めたのも彼の提案と云われる。昭和五七年には八一歳で聖路加国際病院の院長に就任、四年間も務めた。その間、国際健診学会長、聖路加サービスセンター代表取締役なども併任している。

かくも精力的な重明の健康管理の秘訣《ひけつ》とは何なのか。彼は「一〇の生活習慣」ということを強調していた。大雑把に解釈すると、その①は少食。それで三〇代の体重を保つこと。②植物油の摂取。ヤシ油以外ならすべてよし。③大豆製剤のレシチンを温牛乳で飲み、細胞を若く保つ。④速歩。エレベーターは使わず、可能なら階段は一段飛びで。

そして⑤吐き切って腹式呼吸を。⑥集中力。仕事や趣味の時間を有効にするため。⑦日々の変化を記録し、ベストの数値を知る。⑧おしゃれになる。積極性につながるから――など。云われてみればなるほどと思い当たるが、習慣化するとなると大変だ。それを、可能なところから始めるのが重明式健康法らしい。

注目したいのは彼の食生活である。朝食はコーヒー、ジュース、ミルクにオリーブ油を入れたもの。昼食はミルクとクッキー二個だけ。夕食は茶碗に半分のご飯とたっぷりの野菜、それにひれ肉か魚という内容だ。一日の総カロリーは一三〇〇キロカロリーに制限しているという。

寝るときはうつ伏せ。臍《へそ》のあたりに幅の広い枕を置くと腹式呼吸によく、胃腸の運動も円滑になると説く。試してみたが、慣れないと寝苦しい。やはりスーパーマンの真似は無理なようだ。これだけ並みでない習慣があるからこそ、あの恐るべき老人パワーを発揮できたのだろう。

彼のスケジュールは三年後まで埋め尽くされているとか。その超多忙のなかで、膨大な著作も生み出している。ざっと数えても一〇〇冊は超えてしまうほどの執筆は、移動中の車の中でも書いたものだ。

重明は早くから予防医学の重要性を主張し、終末期医療の普及にも取り組んできた功績が評価されて、平成一一年（一九九九）に文化功労者に選ばれ、同一七年には文化勲章にも輝いている。同二六年には血中に大腸菌が見つかって入院したが、四日で退院したという。そのとき大動脈弁狭窄も発見されているが、高齢で手術は無理だから、移動のときは車椅子を使うようになった。

だが重明は、少なくとも一一〇歳までは生きると公言していた。それほど元気だったのに、同二七年三月、口からの食物摂取が困難となって聖路加病院に入院。さすがに心臓や消化器系、筋骨格系などに加齢にともなう機能低下が発見されたとか。彼らしいのは経管栄養や胃ろうを断って自宅療養したことだろう。同年（二〇一七）七月一八日、呼吸不全のため逝去した。享年一〇五。「高齢者の星」とも仰がれた重明は、生き上手で死に上手な男であったと思う。

反骨で万年講師の高橋晄正《たかはしこうせい》

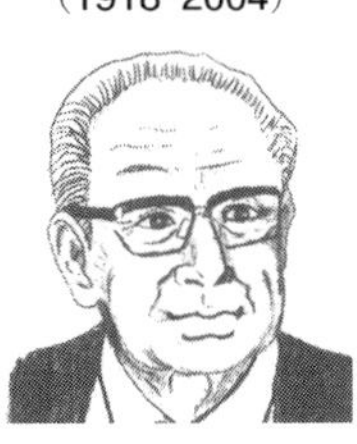
高橋晄正
（1918-2004）

日本人の薬好きは有名だ。それに乗じて怪しげな薬も登場し、野放図に消費される傾向は否めない。高橋晄正はその風潮に我慢ならなかった。彼はCMでもてはやされる幾つかの花形薬品を真っ向から無効と批判、薬効の判定に科学的な二重盲検法を提唱した男である。

豪胆実直、理に叶《かな》わなければ誰にでも噛《か》みつく。そんな性格で晄正は、東京大学医学部では秀才と云われながら万年講師だった。実力どおり評価されないのは、彼の反骨精神が敬遠されたのであろう。しかし晄正は動じなかった。保健薬の再評価を促すだけでなく、漢方薬の副作用にも、食品公害にも、幅広く問題点を指摘して、国民運動にまで広がりを見せたのである。

晄正は大正七年（一九一八）六月二〇日、秋田県西本村（現在の仙北市）に出生。旧制角館中学などを経て東京帝国大学医学部に進み、昭和一六年（一九四一）に卒業した。物療内科に入局して、一時は海軍に徴用され軍医となる。その後、秋田赤十字病院内科から同二三年（一九四八）、物療内科に復帰した。

彼は医師個人の腕や経験に頼る医学に疑問を持ち、推計学による診断を試みている。「計量診断学」と呼ばれた手法で、それは増山元三郎に紹介されて学んだ推計学から生まれた発想であった。わたしにはとても理解できないが、ロナルド・フィッシャーの判別関数を用いた診断法だという。彼の学位論文も「一次元拡散を利用する定量法について――重層法の基礎公式の再検討」と題する難解なものである。

ざっくばらんに云えば、医学は個人の名人芸ではなくて、客観的な評価、つまり科学としての医学でなければならないというのが、晄正の主張と解釈しても誤りではないだろう。そして彼は昭和三四年（一九五九）に医学部の講師となる。以来定年まで、晄正は講師のままだった。

彼が学外からも注目を浴びるようになったのは、同三五年の日本消化器病学会で、「判別関数による肝臓病の鑑別診断」と題する発表を行い、当時の花形薬品であった「グロンサン」を痛烈に否定してからである。晄正はこの発表で、「外国に肝臓薬がないのは二重盲検法で対照実験を行うから」と述べた。

薬効検定の必用性を訴えた晄正の学会発表は、大きな反響を呼んでいる。東大の生活協同組合が大衆薬の薬効の検討を始めたとマスコミが報道、多くの大学生協が一部の大衆薬をボイコットする動きも見せるに及んで、社会問題にクローズアップしたのだ。

続いて晄正は、保健薬のトップ商品「アリナミン」にも批判の目を向けることに。同四一年の東大五月祭で、「保健薬を診断する」コーナーを設け、アリナミン無効説を打ち出したのである。

この時期、つまり敗戦の復興から経済の高度成長が始まる頃、巷《ちまた》には「マスコミ薬」と呼ばれる保健薬が溢れていた。モーレツ主義に煽《あお》られ、勤勉に働き続ける庶民にとって、電波が流す元気づけるCMが、いかにも頼もしく響いたのだろう。ビタミン剤、強肝剤、ドリンク剤と、魅力的な商品が店頭に溢れた。

町では乱売合戦まで演じられている。薬屋の店頭には廂《ひさし》から「赤フン」と称する値引きチラシがぶら下がり、CMで名の知れた保健薬などが山積みになっていた。東京の池袋では九割引きの店まで出現、「薬九層倍《くすりくそうばい》」の実態を曝《さら》け出している。

こうして「つくられた薬ブーム」が続く。もともと薬好きな国民性から、マスコミ薬の影響は病院にまで及んだ。受診して薬が多いほど患者は喜ぶという傾向が表れ、医療保険の財政悪化につながったと指摘する声もある。

それだけではない。薬の乱用が薬害をもたらすようになったのだ。当初は抗生剤などの治療薬に限られていた重篤な副作用が、アンプル入り風邪薬を服用時に現れて死者が出るなど、深刻な様相を呈するようになり、行政と業界を慌てさせている。それだけに晄正の警告は、タイムリーであったと云えるだろう。

昭和四五年（一九七〇）、晄正は時の厚生省に保健薬の許可基準に関する公開質問状を提出する一方、衆議院の決算委員会にも出席して、二重盲検法の再評価を求める参考人意見を述べている。この結果、厚生省に薬効問題懇談会が設置されることになった。

しかし、蓋を開けてみると構成する委員の顔触れは、とうてい晄正の納得できるものではなかった。

不信感を払拭できない彼は、「薬を監視する国民運動の会」を組織し、自らその代表に就任している。同時にこの会の機関誌『薬のひろば』（編集人・平沢正夫）を発行、スモンやサリドマイドなど薬害訴訟を引き起こした薬はもちろん、幅を広げて多くの薬が抱える問題点を提示した。〈注意書に責任もたすコマーシャル・千長〉は時事川柳欄に載った句。そうした実態に彼らは執念深く目を光らせたのである。

さらにインフルエンザ予防接種やフッ素洗口の問題から、食品添加物や食品への放射線照射なども、厳しく批判の槍玉《やりだま》に挙げた。同誌は一〇〇号まで発行したが、昭和六四年に廃刊となる。しかしその後も、暁正の薬害や食品公害への警告は続いた。

彼は、医学界にも積極的に発言し、その存在感は決してあなどれなかったと云えるだろう。まず医学についての新しい概念を提唱したことである。『新しい医学への道――現代医学の矛盾』（紀伊國屋書店）、『現代医学概論』（東京大学出版会）、『現代医学――医療革命への指針』（筑摩書房）などを相次いで出版し、開かれた医学を主張した。

また一般向けには、『日本の医療を告発する』（亜紀書房）、『食品・薬品公害――消費者主権確立への闘いのすすめ』（有斐閣）、『からだが危ない――身辺毒性学』（三省堂）、『危険なインフルエンザ予防接種』（農山漁村文化協会）など多くの啓蒙的な読物で行政と企業を告発し、国民に警鐘を鳴らしている。暁正の熱い闘いは留まらなかった。

万年講師と陰口を叩《たた》かれながら、それでも妥協せずに二〇年間も勤めた東大を、暁正が定年退官したのは昭和四九年（一九七四）である。そして和光大学や大阪市立大学の講師に転じたが、彼の生きざまに変化はなく、精力的に動き回った。彼が動かなくなったのは平成一六年（二〇〇四）一一月三日。それは八六年に及ぶ激しい生涯に幕を閉じた日である。

真摯に性を説いた奈良《なら》林《ばやし》祥《やすし》

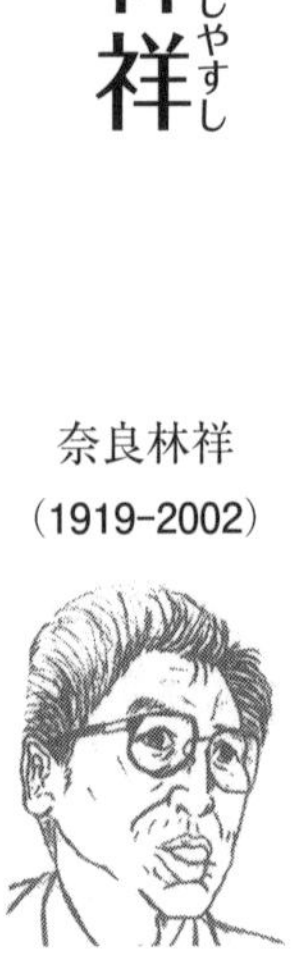

奈良林祥
（1919-2002）

初のセックス・カウンセラーを自任した医師が奈良林祥である。彼の著作、『HOW TO SEX――性についての方法』（ベストセラーズ）は二三〇万部を突破して、いまなおロングセラーを続けているらしい。彼は著作だけでなく、日本人が持つ性の陰湿なイメージを打破しようと、あらゆるメディアで活躍した。とかく敬遠しがちな分野に飛び込んでマスコミの寵児《ちょうじ》となった彼は、確かに型破りの人生を生きたと云えよう。

祥は大正八年（一九一九）四月二二日、東京に生まれた。東京医科大学を卒業して東京都衛生局に技師として勤め、家族計画思想の普及と正しい避妊法の指導に努力している。昭和三六年（一九六一）に東京四谷の主婦会館相談室長に就任、その後およそ四〇年にわたり、主婦会館クリニックで結婚と性のカウンセリング活動を続けた。これはわが国初のマリッジ・カウンセラーでもある。

昭和三九年（一九六四）アメリカに留学、祥の活動はさらに幅を広げた。帰国後は積極的にマスメディアに登場し、閉鎖的な性イメージの打破を試みる。彼の著作はいずれも「性のバイブル」ともてはやされ、訳書を含めてベストセラーを記録した。とくに同四六年にスタートした『HOW TO

ＳＥＸ』シリーズは、当時としては珍しいカラー写真入りで性技を解説、爆発的な人気を呼んだもの。この著作で祥は「セックス博士」と呼ばれるようになった。

日本に優生保護法（現在の母体保護法）が成立したのは昭和二三年（一九四八）である。これによって人工中絶手術が急増した。優生保護が皮肉にも性の解放をもたらしたというわけで、若者の暴走や不倫なども目立ってくる。それまで家族計画の相談を行っていた主婦会館相談室を、祥は女性の性生活の相談を受ける日本で初のカウンセリングルームとして開設し直した。産制から一歩進んで「正しい性生活へ」という狙いである。

祥に先駆けて日本赤十字産院の謝国権《しゃこくけん》が、昭和三五年に『性生活の知恵』（池田書店）を発表、これもミリオンセラーとなった。彼はその後もマスターズ報告（ワシントン大学産婦人科教授のウィリアム・マスターズが一九六六年に人間の性反応や性能力について実験検討した結果を発表した報告書）をシリーズで翻訳するなど華々しい活躍を続け、東京世田谷に産婦人科の診療所を開設している。

また帝国医専（現在の東邦大学医学部）卒の木下和子もドクトル・チエコと称して同五六年（一九八一）頃から『てれないでお母さん――思春期までの性教育』（白石書店）などを刊行した。祥と国権とチエコを当時のマスコミはセックス・ドクターの三羽烏《さんばがらす》などと評したもの。

性に科学的なスポットライトを当てるのはＱＯＬ（生活の質）を高める実践の学でもある。性の研究の歴史は古い。古代ローマの詩人オウイディウスの『愛の技法』からインドの性典『カーマ・スートラ』、一五世紀アラビアの『匂える園』など、古来からセックスのマニュアルは数多いが、それらは経験的に蓄積された知識であり、文学でもあった。科学的あるいは医学的研究のテーマとして「性」を扱ったものではない。

一九世紀末から二〇世紀にかけて、ジークムント・フロイトが人間の心理と行動は無意識にリビドー（性エネルギー）によって規定されると提唱したが、その理論は科学的とは云い難かった。一九一九年に人間の性の現象を総合的に研究しようとマグヌス・ヒルシュフェルトが「性の学」を提唱し、ベルリンに性科学研究所を設立したが、ナチスによって破壊されている。一九四七年にはアルフレッド・キンゼイが人間の性、ジェンダー、生殖の分野を探るキンゼイ研究所を設立、社会学的な調査と統計的手法で多様な事実知見（キンゼイ報告）を公にした。

性は人間の根源に関わるもので、裏文化として扱うのではなく、正当な研究が必要であろう。性科学の研究には基礎医学から精神科学、泌尿器科学、産婦人科学などの臨床医学や心理学、社会学、教育学など多くの連帯が必要になってくる。

そしてようやく日本でも昭和五四年（一九七九）に日本セックス・カウンセラー・セラピスト協会が設立され、平成七年（一九九五）には日本性科学協会となって三〇〇人の会員を擁するまでに発展した。同協会では研修会や情報誌の発行だけでなく、セックス・カウンセラーやセックス・セラピストの資格認定も行っている。

奈良林祥や謝国権らが「性科学」を促す起爆剤の役割を果たしたことは間違いない。しかし性科学はそのプラグマティック（実用的）な性に関する技術知見の集積という性質から、俗信に陥る危険性を持っている。たとえば「一度に多数の男と性行為をすると妊娠しない」といった俗信が「性科学によれば」という形で権威づけられることが多々あるのだ。

科学的検証を経ていない経験的な知識や俗信の類《たぐい》と、科学的知識とは厳密に区別しなければならないだろう。だが現状は、性に関する科学的知見と根拠薄弱な俗信や性に対する偏見がないまぜになった内容の出版物が、「性科学」とか「セクソロジー」の名を冠して出回っている。祥は少なくともシビアに性科学を捉えて論じたはずだ。その意味で祥の業績は高く評価されてよい。

祥は真面目に性技も論じた。彼の著作によって性技を開発され、悦《よろこ》びを覚えた若者は少なくないはずである。これまで口に出すことさえ憚《はばか》られ、一方では四八手などと仄《ほの》めかされていた性技を、堂々と科学として論じたのは祥が最初ではないだろうか。これまで日本でも太田典礼、荻野久作、笠井寛司らの産婦人科医によって性が論じられ、高橋鉄らの文筆家が性を語ってきた。しかし実践的な性技まで踏み込んで、わかりやすく啓蒙したのは祥が初めてであろう。

祥は平成一四年（二〇〇二）九月二二日、老衰のため永眠した。享年八三。命が燃え尽きるまで執筆に固執したという。ちなみに同じ道を歩んだ謝国権は同一五年に七八歳で没した。二人の間に特別な交流があったとは聞かないが、現在の「解放されすぎた性」をめぐって対談させてみたかったと思う。

スモン薬害と闘った椿《つばき》忠雄《ただお》

長年にわたって慣行的に使われてきた薬でも、とんでもない副作用が表れることがある。スモン薬害事件はその代表例であろう。昭和三〇年（一九五五）頃から、腸疾患治療中の患者が原因不明の神経炎症状や下半身麻痺に襲われ、当初は神経性奇病とみられていた。その原因をキノホルムという治療薬と結びつけて「薬害」と断定したのは、新潟大学の椿忠雄である。

それは勇気ある発言だった。整腸剤キノホルムそのものは昭和四年（一九二九）に急性大腸カタルや疫痢などに効果があると報告され、同一四年の第五改正薬局方の一部改正で国が掲載を認めた薬だからである。以来四〇年近くも副作用らしいものは知られていない。それだけに臨床界と製薬業界の衝撃は大きく、忠雄への風当たりも強かったという。

忠雄は大正一〇年（一九二一）三月一六日、造船技師を父として東京渋谷に生まれた。旧制の静岡高等学校を経て東京帝国大学医学部を卒業したのは昭和二〇年（一九四五）、第二内科に入局し、沖《おき》中重雄《なかしげお》教授らの指導を受ける。助手時代に一年間、カリフォルニア大学に留学し、帰国後の同三一年に医学部付属脳研究施設の助教授になった。

椿忠雄
（1921–1987）

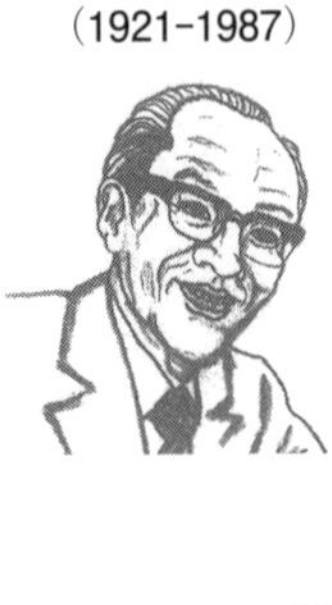

スモン事件が騒がれたのは、それから間もない頃である。SMONという疾患名は臨床症状からつけられた英語名で、亜急性脊椎・視神経・末梢《まつしよう》神経障害の頭文字だ。その症状は突然に猛烈な腹痛に襲われ、やがて足の先からしびれてくる。しびれは鋭い痛みやひどい冷えを感じるようになり、足から腹へ、腹から胸へと広がるように。

人によっては視神経を侵されて失明する例もあった。重度の場合は全身が麻痺状態になり、そのまま死亡する。患者の多くは一九六〇年代の後半に発生し、患者は一万人を超えたという。ミステリアスな疾患で女性に多い。しかも集団発生的に起こったのでウイルス説が浮上、京都大学ウイルス研究所の井上常重助教授がスモンウイルスを発見したとイギリスの医学誌『ランセット』に発表して話題を投げた。

しかしそれは早とちりとわかる。気の毒だったのは患者で、伝染病の目でみられたのだから。やがて東京大学薬学部の田村善蔵《ぜんぞう》教授が、スモン患者の緑色をした尿、便、舌苔《ぜったい》を分析してキノホルムと鉄の化合物であることを証明。さらに新潟大学医学部の付属脳外科研究施設で神経内科の教授に迎えられていた椿忠雄が、神経症状発現前のキノホルム服用状況を疫学的に調査して、同三九年に「スモン患者の九七パーセントがキノホルムを服用している事実」を見いだしたのだ。

同年九月、時の厚生省はキノホルムの販売中止と使用見合わせの強制措置をとり、その後は新しいスモン患者は出ていない。なぜ北海道の釧路などで集団発生したのかは、特定の医師がキノホルムを好んで長期に投与していたからであった。つまり連用するような投与法を禁じていれば、薬害は未然に防ぐことができたのである。

ＡＩＤＳ（後天性免疫不全症候群）のときの血液凝固製剤に対する厚生省の対応とあわせて、薬害の教訓はちっとも生かされていなかったことが悔やまれてならない。そればかりか現在では逆に、薬の管理が緩和されてコンビニでも入手できる薬が多くなった。これでは国家資格のプロフェッショナルの立つ瀬はなかろう。薬害に無神経な行政には何度も警鐘を鳴らさずにはいられない。

高野哲夫の『日本の薬害』（大月書店）によると、スモン薬害は一七か国に及んだという。だが規模、被害の深刻さがひどかったのは日本であり、その理由として薬事行政と製薬企業の癒着や怠慢が指摘されている。問題薬の早期撤収などはサリドマイドの教訓でもあったはずなのに、薬害でいつも手遅れになるのは厳に戒めなければなるまい。

スモン薬害は当然ながら二三地裁で損害賠償を求める訴訟となり、原告は四一七三名に及んだ。昭和五三年、東京地裁は「キノホルムがスモンの唯一の原因物質であり、スモンが多発したのは長期投与による」と断定、忠雄の説が裏づけられたのである。国と製薬会社は判決を不服として控訴したが、最終的には原告が勝訴した。

忠雄の専門は神経内科である。彼の教室には、こんな教訓が掲げてあった。要点だけ述べると、①診察の八割ぐらいは問診で大よその見当がつく、②問診が重要なのは医師と患者の間に精神的親近感ができるからだ、③無意味と思われることも一定時間は患者の思っていることを聞こう、④病気の本質とは別のことで患者が苦しんでいることもある、⑤問診は言語障害・精神症状・知能・意識状態の検査にもなる――など、「心がけ十か条」であった。

神経内科の初代教授としての、診療に対する心意気が伝わってくるではないか。たしかに彼の診察は問診が長かったという。「二時間待ちの三分診療」が患者の不評を買っているだけに、何かと医局の話題になったとか。しかし神経内科の領域で、とくに問診を重視すべきことは常識であろう。基本的な診察ともいえるはずである。

スモン薬害の後に忠雄が取り組んだのは水俣病であった。彼は「有機水銀中毒と神経障害の研究」で日本医師会の医学研究助成費を受けたほどだから、昭和三九年（一九六四）に発覚した熊本の水俣湾周辺の水俣病には多大の関心を示し、翌年には新潟の阿賀野川流域に第二の水俣病が発生したことを発表している。いずれの水俣病も化学工場が垂れ流した排水からメチル水銀化合物が検出されて悲劇を招いた。

二つの水俣病は、チッソや昭和電工工場が排出したメチル水銀化合物が魚介類に蓄積し、それを食べた人が中毒性の中枢神経系疾患を被った人災である。患者は四肢の末端が麻痺し、運動失調、視野狭窄、視力障害などに襲われた。妊婦からは脳性小児麻痺に似た症状の胎児性水俣病も確認されており、その悲劇はいまも続いている。だがなぜか、忠雄はスモンのときとは違って、水俣病の賠償問題などでは行政寄りだったと批判する声もあった。

忠雄は新潟大学脳研究所長を務め、中央公害対策審議会委員や日本神経学会理事長などを務めた後、昭和五五年に新潟を去って東京都立神経病院長に就任している。同五八年には神経内科の功績で紫綬《しじゅ》褒章《ほうしょう》に輝き、その二年後には日本学術会議会員にもなって、国際ＡＬＳ会議会長にも選任された。昭和六二年（一九八七）一〇月二〇日死去。まだ働き盛りの六六歳だった。都下府中市の多磨霊園に葬られている。

原爆廃絶を叫んだ飯島宗一《いいじまそういち》

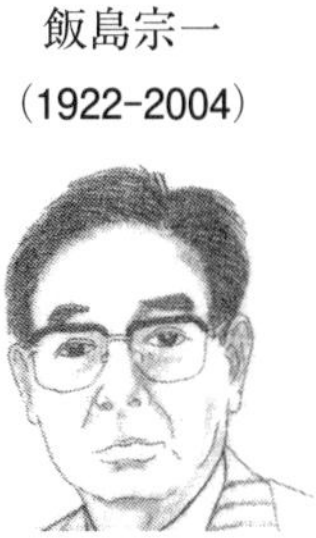

飯島宗一
(1922-2004)

病理学者の立場から核兵器の廃絶を訴え続けた男がいる。「広島と長崎で何が起こったのかということを知るのが第一だ」との信念から、一九七〇年代に地元の学者らと共に『広島・長崎の原爆災害』(岩波書店)を編纂《へんさん》した飯島宗一だ。彼は原爆投下の傷跡や援護史を幅広い視点で捉え、その訴えはいまも世界に響き渡っている。

宗一は大正一一年(一九二二)一一月二〇日、長野県諏訪郡平野村(現在の岡谷市)に生まれた。旧制の松本高等学校から名古屋帝国大学医学部に進み、昭和二一年(一九四六)に卒業すると、宮川正《まさ》澄《すみ》教授の病理学教室に入局する。同二九年に「肝細胞核の自己融解とその所見を中心とする細胞核の形態学的構造に関する知見」で学位を取得。その翌年、当時の西ドイツに留学してフライブルク大学の病理学教室でフランツ・ビューヒナー教授に師事した。

一年間の留学から帰国すると、二年後には助教授に昇任、昭和三六年に広島大学医学部の病理学第一講座教授に迎えられる。以降彼は、原爆症の研究に打ち込み、一貫して医学者の立場から核兵器の廃絶を訴え続けた。そして学生運動の激化する広島大学の学長に推されたのは、彼が四六歳のときである。彼は学生と対話を重ねて紛争を解決、二期八年間の職責を全うした。

昭和五五年（一九八〇）、宗一は母校の名古屋大学に医学部長として復帰する。さらに翌年には学長に推挙され、二期六年を務めた。名古屋大を退職したのは同六二年。だが彼に悠々自適の生活は縁がなかったようである。愛知芸術文化センター総長や科学技術交流財団理事長などに担がれ、多忙な毎日を送っていたという。

宗一の名を不朽にしたのは核兵器廃絶の訴えである。彼が自ら原爆投下後の広島に出向いて惨状を見聞した実績と、原爆症に苦しむ患者と接した体験があるだけに、宗一の訴えには真実味がこもっており、それはどんな権力をも屈服させずにはおかぬだけの迫力があった。静かに語る分だけ胸に響いてくる。『核廃絶は可能か』や相原秀次と共著の『写真集　原爆をみつめる——一九四五年広島・長崎』（いずれも岩波書店）などは、彼の血を吐くような叫びであったに違いない。

人類史上初の原爆は、昭和二〇年（一九四五）八月六日、広島の上空六〇〇メートルで炸裂《さくれつ》した。爆心地付近は鉄やガラスも蒸発するほどの高熱に曝され、強烈な熱線によって人は全身の皮膚が炭化し、内臓組織に至るまで高熱で水分が蒸発していたという。苦悶《くもん》の姿態を示す黒焦げの遺骸が道路に散らばっていた。広島市によると、死亡した人の数は現在でも正確にはわかっておらず、年末までに一四万人が命を奪われたと推計されている。

命が助かっても、火傷の後遺症、体内被曝した出生児の死亡率の上昇、白血病や甲状腺ガンの増加などが相次いだ。そして三日後には長崎にも原爆が投下され、焦土と化したのである。この二つの原爆によって日本がようやくポツダム宣言を受託した。

だからアメリカなどでは、「原爆投下が日本に降伏を促した」という説が既成事実として受け入れられていると聞く。もしあのとき原爆が投下されていなかったら、一一月には九州に、翌年三月までには関東地方へと上陸作戦が展開され、日本の被害はもっと拡大していたという米軍当局のコメントもある。

それにしても戦争とはかくも愚劣で悲惨なものだと、原爆が人間につきつけてみせたことは否定できない。原爆は高温の熱線と猛烈な爆風だけでなく、強い放射線を放出し、放射能をもつ塵《ちり》などを多量に排出したため、原爆症と呼ばれる放射線障害や白血病やガンなどの苛酷な病気を被曝者に引き起こし、その悲惨な影響はいまも続いていることを忘れてはなるまい。

宗一は医学者としてこの暴挙を黙視することができなかった。広島大学に赴任したのを機に、彼はひたすら原爆症の研究に取り組んだのである。もちろん臨床にも携わり、原爆症患者と接しているうちに、核廃絶への思いが次第に膨らみ、声を上げずにはいられなくなったのだろう。そして宗一は、平和問題に対しても積極的に発言するようになったのであった。

病理学者としての宗一は、著作も多い。影山圭三と共著の『組織病理アトラス』や『病理学各論上下巻』（いずれも文光堂）はその代表作であろう。エッセイストでもあった彼は『学窓雑記』（信濃毎日新聞社）の中でも核兵器廃絶の思いを熱く綴《つづ》っている。

宗一は文化や教育の面にも造詣が深く、トヨタ財団理事長、中央教育審議会委員などを務めた。

『人間性の医学』（名古屋大学出版会）や『世紀の境に——教育・社会・平和』（岩波書店）などの著作は、それらの活動から生まれたものであろう。彼はまたアララギ派の歌人としても知られており、歌集『水薦苅《みこもかる》』がある。

晩年も宗一は、加齢を知らぬほどの元気さが伝えられていたが、平成一六年（二〇〇四）三月一日、胸膜炎による呼吸不全で急逝した。享年八一。宗一はもう語れなくなったが、核廃絶を願う彼の叫びは、今後も世界中の大勢の人たちの胸に生き続けていくことだろう。

ちなみに、核兵器廃絶に立ち上がった医療人は多いが、原水協（原水爆禁止日本協議会）理事長や代表委員を務めた草野信男も記録しておきたい。彼は明治四三年（一九一〇）一月一一日、東京に生まれ、東京帝国大学医学部卒後、付属の伝染病研究所に入り、インフルエンザの研究で学位を取得した病理学者。原爆投下直後の広島を調査し、『原爆症』（築地書館）などを出版、「放射能に侵された骨髄に対して医学は無力である」と原水爆禁止運動に飛び込んだ。

信男は昭和二六年に急死した宮本百合子の病理解剖をしたことでも知られる。また原水協と原水禁（原水爆禁止日本会議）に分裂した組織を一四年ぶりに統一大会に導いたリーダーの一人でもあった。平成一四年（二〇〇二）五月一四日、一人暮らしのマンションで九二歳の生涯を閉じたと伝えられる。

水俣病で奮闘した原田正純《はらだまさずみ》

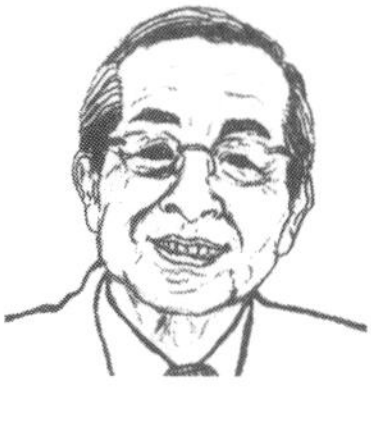

原田正純
（1934-2012）

どこの世界にも縁の下の力持ちがいる。水俣病と取り組んだ原田正純も、スポットライトを浴びるような研究者ではなかった。しかし地道に、こつこつとデータを集め、胎児性水俣病を証明、「子宮を汚染するものは次の世代の命を奪う」と叫んだ男である。

「ミナマタ」の名で世界に知られた水銀汚染公害の恐ろしさと教訓を、とくに医療人は忘れてならないと思う。彼の活動は地道ではあったが、辛抱強く持続し、結果的には世界に公害を発信したのである。

正純は昭和九年（一九三四）九月一四日、鹿児島県さつま町に生まれた。鹿児島ラ・サール高校から熊本大学医学部に進み、昭和三九年（一九六四）に同大学院の神経精神医学課程を修了、精神神経科の助手になる。

同年九月に「水俣病研究会」が立ち上がり、彼も積極的に参画した。同年に取得した学位のテーマも「有機水銀中毒による神経精神障害」つまり水俣病の研究である。正純が医師を志したのは、脳のことが知りたかったからだという。

彼が医学部に入った時期は水俣病の原因をめぐって色めき立っていた頃で、彼は自発的に研究の渦の中に飛び込んでいった。最初彼が目にしたのは魚を食べた猫が狂う状態だったが、同じような症状が患者を襲っている。それなのに原因さえはっきりしない。彼は苛立ちを覚えた。

水俣病とは何か。最初の発生は昭和三四年頃だった。水俣湾沿岸に神経を侵される奇病が発生、後に新日本窒素肥料（現在のチッソ）水俣工場が、アセトアルデヒドの生産に触媒として使った無機水銀からメチル水銀が副生して、その排水が海を汚染したのが原因とわかる。

工場が水俣湾に汚水を垂れ流したために、魚介類にメチル水銀の生体濃縮が起こり、それを日常的に食べていた沿岸部の住民に深刻な被害が発生したというわけだ。有機水銀説が熊本大学から出されたのに対して工場は「使用しているのは無機水銀である」と主張、化学工業会も巻き込んで反論している。

工場の環境を再現して無機水銀がメチル水銀に変換されることを熊本大学が証明したのは一一年を経た後であった。排水と水俣病との因果関係が証明されない限り工場の責任は問えず、その間も被害の拡散を許してしまったのである。

典型的な水俣病の症例は、まず口のまわりや手足がしびれ、やがて言語や歩行障害に広がり、視野が狭くなったり難聴になったりする。それが徐々に悪化して歩行も困難になることが多い。

メチル水銀によって脳と神経細胞が破壊される結果であり、さらに血管、臓器などの組織にも作用し、機能を狂わせるようになるのだ。急激に症状が悪化し、激しい痙攣《けいれん》や神経症状を呈した末に死亡する劇症型もある。症状の違いはメチル水銀の曝露量に関係するようだが、正純らの研究でもメチル水銀は体内に残留しないため、過去にさかのぼって確かめることは困難であった。

しかし劇症型で死亡した例は、大量のメチル水銀を摂取し続けなければ見られないことを明らかにしている。水俣病の臨床症状が、典型的な水銀中毒であるハンター・ラッセル症候群（有機水銀を使用する労働者にみられた中毒症状）と一致することに気づき、これが水俣病原因物質究明の決め手となったのは、熊本大学スタッフの功績であろう。

だが一方で、劇症型までには至らなかった患者や、慢性化した水俣病を見逃す傾向もあったことは否めない。たとえ軽症であっても、水俣病で神経をやられた人は細かい作業が不能になったり、怪我をしたのに気づかないで悪化した例もある。さらに伝染病と誤解されて差別されたこともあった。

その間、日本化学工業会が東京大学の田宮猛雄教授らを動員して水銀説に反論したり、政府が形式的な「水俣病総合調査研究連絡協議会」を発足させたものの、何の進展も見せてはいない。むしろ「有害アミン説」だの「腐敗アミン説」なども出て混乱しただけであった。

これらの動きや珍説に決断を下したのは熊本大学である。昭和三六年（一九六一）に入鹿山《いるかやま》且朗《かつろう》教授が研究陣を代表して「新日本窒素水俣工場の水銀スラッジから有機水銀を検出した」と発表、この結果を論拠に東大医学部の白木博次教授が「水俣病の原因はメチル水銀である」と確定する論文を発表した。

そして同四〇年には新潟大学も阿賀野川流域で有機水銀が原因とみられる患者が発生したと報告、

新潟水俣病として注目されたのである。熊本で水俣病が発生してから一二年も経ってから、時の厚生省は熊本の水俣病を新日本窒素の排水にメチル水銀があったことを認め、科学技術庁は新潟の有機水銀中毒も昭和電工の工場廃液が原因であったと発表、これが政府見解として示されたのであった。その前年、すでに新日本窒素はアルデヒドの生産を中止していたという。

原因企業と被害者の間では和解が成立し、水俣病は解決したかに見える。しかし正純が明らかにした「胎児性水俣病」はどうなのか。母親の胎盤からメチル水銀を吸収し、中毒になってこの世に生を受けた痛ましい子どもたちの未来を、誰が保障するのかの問題は解決していない。

当時の常識では、毒物は胎盤を通過しないと考えられていたが、その誤りを証明したのは正純である。それだけにこの事実を知ったときの彼の衝撃は非常なものだった。正純の研究の対象となったのは、わずか一七名に過ぎない。調査地域を広げて研究を続けていたら、もっと多くの胎盤性水俣病が明らかになり、「母体内で起こった有機水銀中毒」の被害像が解明されたのではないか。

事実、水俣病の多発地区では早くから知的発達の遅れや神経症状を持つ子が多いことが知られていたのだから。しかし患者の家族から拒絶されることもあり、この規模でさえ難航したのであった。

正純は昭和四八年に熊本大学の体質医学研究所助教授となり、同五九年には遺伝発生医学研究所に移籍して、平成一一年（一九九九）に熊本学園大学の社会福祉学部教授に迎えられ、一〇余年間その職を全うしている。彼が一貫して取り組んだテーマは水俣病であり、『水俣病』（岩波書店）、『水俣病にまなぶ旅――水俣病の前に水俣病はなかった』（日本評論社）、『水俣の赤い海』（フレーベル館）などの著書も多い。

とくに感動したのは『水俣病は終っていない』（岩波書店）であった。晩年になって彼は、水俣病多発地区に多い障害を持つ子どもたちを、胎盤性水俣病の底辺に位置づけられるのではないかと云っていたとか。しかし彼にそれを裏付けるだけの体力が残されてはいなかった。

平成二四年（二〇一二）六月一一日、急性骨髄白血病のため熊本市内の自宅で逝去。享年七七。正純は外国の水銀中毒患者にも会い、どこの国でも社会的弱者に被害が現れていることに怒りをあらわにした。それを綴ったのが『水俣病と世界の水銀汚染』（実教出版）である。

そして彼は水俣の被害と教訓を後世に伝えたいと、死の直前まで患者や関係者と対談を重ねた。その様子は朝日新聞西部版に連載され、単行本にもなって残っている。

壮絶な生きざまの多田富雄《ただとみお》

多田富雄
(1934-2010)

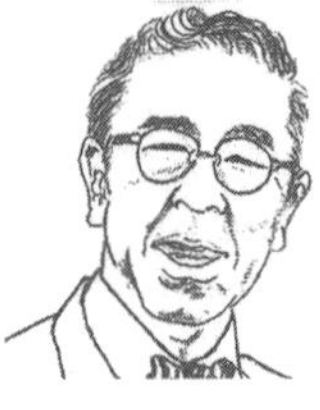

動かない体にもがきながら、免疫学者の多田富雄は晩年を生き抜いた。脳梗塞で体の自由を奪われ、前立腺ガンまで併発した苛酷な生活の中で六冊もの本を著し、新作能をつくり、ありのままの姿をテレビカメラの前に曝け出して、壮絶な生きざまを訴えたのである。

「体が動かなくても、言葉がしゃべれなくても、わたしの生命活動は日々創造的である」といい、「何もかも失った。それを突き詰めると、何かが見えてくる」ともいう。わたしは多田富雄の医学的業績を超えた尊厳な生きざまに、感動を禁じ得ないのである。

富雄は昭和九年(一九三四)三月三一日、茨城県結城市に生まれた。県立結城二高から千葉大学医学部に進学したが、少年の頃から文学に興味を持ち、在学中に安藤元雄や江藤淳らと同人雑誌『フェルテ』を創刊、詩などを寄稿している。

卒業すると同大の第二病理学教室に勤務、昭和四六年(一九七一)に免疫応答を調整するサプレッサー(抑制)T細胞を発見、ベーリング・北里賞や朝日賞に輝くなど、免疫学者として優れた業績を残し、同四九年、教授に昇進した。

昭和五二年（一九七七）には東京大学医学部教授に迎えられ、同五九年に五〇歳の若さで文化功労章を受章している。平成七年（一九九五）に東大を定年退官した後は東京理科大学の生命科学研究所長に就任、この頃から旺盛な文筆活動を展開するようになった。

主な著作に大佛次郎賞の『免疫の意味論』（青土社）、日本エッセイスト・クラブ賞の『独酌余滴』（朝日新聞社）、小林秀雄賞の『寡黙なる巨人』（集英社）などがある。

能への造旨も深く、自らの作もある。脳死と心臓移植の問題を見詰めた「無明の井」、朝鮮半島から強制連行された現地人を描いた「望恨歌」、アインシュタインの相対性理論がテーマの「一石仙人」など。いずれもシリアスなテーマを日本の伝承芸能の中に描き出し、自ら小鼓を打つこともあった。

富雄について特筆すべきは、その医学的業績もさることながら、医学者としての生きざまであろう。平成一三年（二〇〇一）、彼は滞在先の金沢で脳梗塞の発作に見舞われ、一命は取り留めたものの一夜にして右半身不随、声と食べる自由を失った。

それまでの華やかな人生が、一転して介護なしでは生きられない日々となり、一時は自殺さえ考えたらしい。しかし彼は甦《よみがえ》った。科学者としての独自の目線で自らを見詰め、受容するのである。

平成一七年（二〇〇五）の暮、NHKスペシャル「脳梗塞からの〝再生〟〜免疫学者・多田富雄の闘い〜」が放映されると、全国に感動の声が渦巻いた。話すことも、うまく飲み込むことも、右手を使うことも、歩くこともできなくなって四年、懸命なリハビリの中で「命の再生」を見詰める富雄のドキュメンタリーは、涙なくして観られなかった。

過酷な運命に抗しながら粘り強く生き抜く富雄の姿は圧倒的な存在感で迫ってくる。「リハビリは科学、創造的な営み」といって週三回熱心に通い、車椅子でどこへでも出かけていく。キーボードを使った意思伝達装置で会話し、大好きだった酒はとろみをつけて味わう。

触れたことのないパソコンを左手だけで操り、まともに本のページもめくれないのに知的創作力は少しも衰えていない。これだけのハンディキャップを負いながら、これだけ冷静に自身の闘病を伝えることのできる人はいないだろう。

さらに共感を呼んだのは、『現代思想』（二〇〇六年一一月号）に寄せた富雄の「患者から見たリハビリテーション医学の理念」であった。これは政府が診療報酬改定によりリハビリ期間の制限を打ち出したことを、彼が痛烈に批判した一文である。

富雄はこのような残酷な施策を認めた医療人に対しても、「この改定でリハビリを打ち切られた後、徐々に機能が低下し、寝たきりになってしまう人々がいる。しかし厚労省のアドバイザーになった専門家とリハビリ学会は患者を救おうとしない」と怒りを投げつけた。

富雄は繰り返して云う。「リハビリ科の医師には、苦しんで死に瀕《ひん》している患者がいればそれを救おうという専門家としてのミッションがある。リハビリ医学会は、それを自ら放棄してしまったのだ。他の医学会や医師会の批判の目に気づかないのであろうか。自分たちの使命を最終的に護《まも》るのは、職業団体としての学会の務めである」と。

そしてこの犠牲第一号は社会学者の鶴見和子であったと訴えている。リハビリ患者としての痛切な叫びでもあった。そんな状況の中で富雄が取り組んだのは、原爆の能を制作することである。被爆六〇年に当たる平成一七年（二〇〇五）を機に彼は、原爆で命を失った男性が幽霊となって舞台に現れ、「過ちは繰り返すまじ」と叫ぶ「原爆忌」を発表した。

科学者としての反省が能作者としての富雄を動かしたのであろう。しかしそれが広島で上演されたとき、彼の体に新しい病魔が忍び寄っていた。前立腺ガンである。それがリンパ節まで転移していて、不自由な体に痛みまでが加わったのだ。

生き地獄のような体験をしながら、富雄は慣れないパソコンを左手で操り、『寡黙なる巨人』を書き綴っている。その一〇〇頁ほどは文字どおりの闘病記であり、後半の文章も思考が内に籠もることなく、リハビリ医療に対する提言や福祉政策への批判などは健常時よりも生き生きと語られていた。

これだけ冷静に力強く闘病を伝えた例は稀有であろう。刊行の翌年に小林秀雄賞を受けたとき、富雄はキーボード音声機器で「本当に嬉しい。渾身で書いた」と喜びを語っている。

その後も富雄は、『わたしのリハビリ闘争――最弱者の生存権は守られたか』（青土社）を刊行し、「二〇〇六年四月から導入したリハビリ日数制限は、リハビリ患者を見捨てて寝たきりにする制度であり、平和な社会の否定である」と訴え続けた。

平成一九年（二〇〇七）には多くの知識人と共に「自然科学とリベラルアーツを統合する会」を設立して自ら代表になっている。このように彼は重なる病気と闘いながら精力的に生きてきたが、平成二二年（二〇一〇）四月二一日、前立腺ガンによるガン性胸膜炎のため順天堂医院で死去した。享年七六。

同年六月一八日、「多田富雄を偲ぶ会」が梅雨冷えの中で催された。会場にはいまにも話しかけてきそうな富雄の写真が、白い花に囲まれて飾ってある。六〇〇人を超える参会者は、富雄への思いを胸に静かに冥福を祈っていた。

診療所より水路をと中村哲《なかむらてつ》

中村哲

(1946-2019)

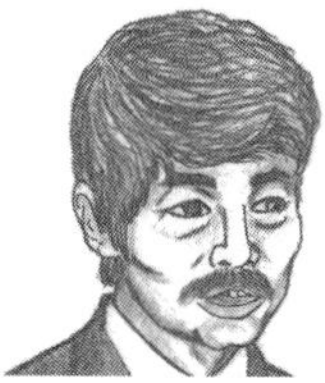

医療活動に国境はない。戦争や干魃《かんばつ》に苦しむアフガニスタンに腰を据え、「百の診療所よりも一本の用水路が病気を救う」と幅広く活動してきた日本の医師が、凶弾を浴びて亡くなった。国際NGO(NPO)団体ペシャワール会の現地代表・中村哲である。

国際貢献とは何かを身をもって体現した男。何のために医師という仕事を選んだのか。ともすると、医師としての素質を問われるような世相もみられる今日、彼は医療の本質を教えてくれた人でもあった。

哲は昭和二一年(一九四六)九月一五日、福岡市御笠町に生まれた。六歳から大卒まで母方の古賀町で暮らす。福岡高校から九州大学医学部に進み、同四八年(一九七三)に卒業すると病院に勤務していたが、日本キリスト教海外医療協力隊から派遣されてパキスタン北西辺境州の州都ペシャワルに赴任したのは同五九年(一九八四)のことである。

ハンセン病を中心とした医療活動に従事したのが彼の長いアフガン支援の始まりであった。哲の趣味は登山と昆虫採集だったという。一九七八年には登山隊の帯同医師として七〇〇〇メートルの霊峰テイリチミールを踏破したことも。多忙な仕事の合間に熱帯特有のカラフルな昆虫を捕まえては標本にしていた。

やがてアフガン内戦の影響から多数の難民がペシャワルに流入するようになり、彼の関心はアフガンへと向かう。一九九一年には東部ナンガルハル洲に最初の診療所を開設、ピースジャパンメディカルサービス（ＰＭＳ）を発足させている。

ＰＭＳは一時、アフガニスタン国内に一〇か所の診療所を開設し、ハンセン病者や難民を救済していた。しかしながら診療所を増やしても病人は増えるばかり。そして彼は気づくのである。「争いが絶えないのは貧困が背景にあるからだ」というのが彼の口癖になったとか。

こうして哲の活動は医療から干魃や貧困対策へと移行していく。二〇〇〇年にアフガンが大干魃に襲われた後は、水不足や農地整理のため日本人のボランティアも募って井戸や用水路の建設を進めてきた。地元民に信頼されたからこそ、土地の開拓を許されたのだろう。

だが、活動は苦難の連続だった。日本からのボランティアが武装勢力の凶弾に倒れ、無念の涙を呑《の》んだことも。それ以降は若者の派遣を制限するようになったが、哲の活動がひるむことはなかったと伝えられる。

アフガンでは先頭に立ってシャベルやつるはしを振るい、スタッフを引っ張ってきた。内戦の絶えない地区だけに規律や警戒への気配りも大変であったことだろう。哲はアフガニスタンで医療活動を続けているうちに、医療とは何かを思い知らされたのではないか。

水不足でたくさんの子どもたちが命を落としている。貧しさゆえに戦争へ行かざるを得ない農民も多い。そうした現実に直面して、アフガニスタンの社会的な病理を解決しなければ医療の救いもないことに気づいたのだろう。そうでなければ自ら重機を操って大地に挑むような情熱は湧いてこないはずである。

水があれば多くの病気と難民問題も解決できると思った哲は、福岡県の山田堰《やまだぜき》をモデルにして用水路の建設を進めたという。クナール川からガンベリー砂漠への二五キロメートルを超す用水路を完成させた功績は、まさに「百の診療所より一つの用水路」の効果をもたらしたのだ。

一万六五〇〇ヘクタールの砂漠が緑の大地に甦り、その周辺に住む六五万人の難民たちが用水路の流域で帰農し、定住できるようになったのだから。哲は大事なことを教えてくれた。施薬や施療も大切だが、問題はその前にあることを。つまり貧困と無知さえ何とかできれば、病気の大半は起こらずに済むのではないか、と。

これは医療人だけではなく、現代人が取り組むべき普遍的なテーマではないだろうか。人の健康を考えるのに社会の病理を学ぶ必要があることを、哲は身をもって教えてくれたのだ。病む人の命を救うために哲は医療への道を選んだのであろう。でも助けた人が幸せにならなければ意味はない。

アフガンで病む人と接しているうちに、哲はそう痛感したに違いない。彼が自らつるはしを握り、重機を動かして用水路づくりに取り組んだ理由である。聴診器をもつ手で大地を切り拓く。そんな彼の背中を見て、大勢の人が動いた。

海から濾過《ろか》装置を通して砂漠へと水を導く。乾燥した大地が潤い、緑が甦ってくる。そこに作物をつくる人が移ってコロニーが誕生していくのだ。母なる水という。水は生命の源でもある。水不足が解消されて人々の生活が豊かになると、確実に病気も減るから、原因療法になることが立証されたのだ。「診療所より用水路」の哲の叫びが重みを増してくるのである。

平成二五年（二〇一三）、哲は永年にわたる国際貢献により福岡アジア文化賞と第六一回菊地寛賞を受賞。翌年には『天、共に在り――アフガニスタン三十年の闘い』の著作で第一回の城田三郎賞にも輝いた。

国内の受賞に先立って二〇〇三年にはアジアのノーベル賞とも呼ばれるマグサイサイ賞を受賞したことも記録したい。同賞は医療の面だけでなく、住民の希望するモスクや学校などの建設まで進めた哲への感謝であった。

アフガンの人たちに慕われた哲は、令和元年（二〇一九）一二月四日、アフガニスタン東部ジャララバードの灌漑《かんがい》工事現場に車で向かう途中で右胸を撃たれ絶命した。当初はイスラム過激派によるテロも取り沙汰されたが、犯行声明は出ていない。

武装グループ二人が逮捕されたが背景は不明。水利権が悲劇を生んだとの見方も浮上している。哲の葬儀は一一日、彼の古里・福岡で営まれた。会場正面に安置された棺《ひつぎ》の上にはアフガンの国旗がかけられ、その両脇に哲と死を共にした五人の遺影が並んでいる。

一三〇〇人もの参列者が献花する間、会場には彼の好きだったモーツァルトの曲が流れていた。哲はアフガンの星になったのである。享年七三。貧困対策で平和を築こうとした哲の志は、世界中の人が共有すべきであろう。

あとがき

一〇年ほど前に、わたしは『日本医家列伝』という単行本を大修館書店から出版した。仏教と共に中国の医学と本草学《ほんぞうがく》をもたらした鑑真から、壮絶な生きざまを曝《さら》した免疫学の多田富雄まで、一〇〇人の医家を選んで足跡を振り返ったものだが、いまでも書きたりなさを痛感している。

とくに明治以降の洋学受容期や十五年戦争後の変革期に生きた医家は、その後に与えた影響も強いだけに記録しておきたい願いが募るばかりだった。そして山積みされた資料と格闘しながら一〇〇人を超す医家を追加し、改訂版の準備を進めていたが、当時の担当編集者が定年退職したことなどの関係で、まだ陽の目を見てはいない。

そこで視点を変え、医史学的な記録よりも人間的に魅力のある医家を描いてみようと思い立った。ここに選んだ五〇人が、その対象になった医家である。どちらかと云《い》えば、医師と云う人種は個性的なタイプが多い。その中でもこの本に収録した医家の個性は際立ち、しかも魅力的だ。

あるいは人間離れしているような意外性もあり、時にはごく人間的な親しみを感じて、わたしは振り回されたようなものである。でも楽しい仕事だった。いま、わたしは医療の在り方を、これらの医人と語りあえたような充足感を覚えている。こんな気分は久しぶりだ。

伝記は銅像などと違って、その中に血が流れていなければならない、と云った人がいる。きれい事だけでなく、その裏も描いてこそ人間らしさが出てくる、という意味だろうか。わたしも同感だ。でも、それに類するエピソードを探しても出てこない人もいる。難しい問題だと思う。

資料探しの意味も兼ねて、この中の原稿の何本かは『東京都医師会雑誌』や『月刊漢方療法』に掲載し、それらをすべて一般向けに書き直したものである。それにしても、類書がほとんどないのは意外であった。版元の新日本出版社編集部の鈴木愛美さんには大変お世話になり、厚く感謝を申し上げると共に、この本が類書出現のきっかけとなれば幸いと期待したい。

徳利に野菊一輪活けて秋（昶）

鈴木　昶

二〇二三年　秋

主な参考資料

『日本史大事典』第一～七巻（平凡社、一九九二年第一巻刊行）
『最新医学大辞典』（医歯薬出版、一九九四年）
富士川游『日本医学史――決定版』（形成社、一九七四年）
清水藤太郎『日本薬学史』（南山堂、一九四九年）
富士川游『日本疾病史』（文庫、平凡社、一九六九年）
藤浪剛一『医家先哲肖像集』（図書刊行会、一九七七年）
小曽戸洋『日本漢方典籍辞典』（大修館書店、一九九九年）
大塚敬節『漢方医学』（創元社、一九五七年）
小川鼎三『医学の歴史』（中央公論社、一九六四年）
石坂哲夫『薬学の歴史』（南山堂、一九八一年）
松田道雄『人間と医学』（中央公論社、一九四七年）
寺島良安『倭漢三才図会』（吉川弘文館、一九〇六年）
正宗敦夫『本朝食鑑』上・下（現代思潮社、一九七九年）
貝原益軒『養生訓』（文庫、中央公論社、一九七七年）
貝原益軒『大和本草』（有明書房、一九七五年）
緒方富雄『現代文蘭学事始』（岩波書店、一九八四年）

石塚左玄「食物養生法」（『近代日本養生論・衛生論集成　第一二巻』〔滝沢利行、大空社、一九九二年〕より）
湯本求真『皇漢医学』上・下（大安、一九六二年）
和田啓十郎『医界之鉄椎　復刻版』（たにぐち書店、二〇一〇年）
W・ブロード、N・ウェード『背信の科学者たち』（化学同人、一九八八年）
水野肇『武見太郎の功罪』（日本評論社、一九八七年）
井口民樹『愚徹のひと丸山千里――「丸山ワクチン」の苦難と栄光』（文藝春秋、一九九四年）
松田道雄『人間と医学』（中央公論社、一九四七年）
富士川游『日本医学史綱要』１・２（文庫、平凡社、一九七四年）
大塚敬節、矢数道明、清水藤太郎『漢方診療医典』（南山堂、一九六九年）
若月俊一『村で病気とたたかう』（岩波書店、一九七一年）
奈良林祥『ＨＯＷ　ＴＯ　ＳＥＸ――性についての方法』（ベストセラーズ、一九七一年）
多田富雄『免疫の意味論』（青土社、一九九三年）
秦郁彦『病気の日本近代史――幕末から平成まで』（文庫、文藝春秋、二〇一一年）
吉村昭『日本医家伝』（文庫、講談社、一九七三年）
吉村昭『白い航跡』上・下（文庫、講談社、一九九四年）
吉村昭『雪の花』（文庫、新潮社、一九八八年）
吉村昭『長英逃亡』（文庫、新潮社、一九八九年）
吉村昭『ふぉん・しいほるとの娘』上・下（文庫、新潮社、一九九三年）

吉村昭『夜明けの雷鳴――医師高松凌雲』（文庫、文藝春秋、二〇〇三年）
吉村昭『暁の旅人』（講談社、二〇〇五年）
司馬遼太郎『胡蝶の夢』（新潮社、一九九七年）
渡辺淳一『花埋み』（文庫、新潮社、一九七五年）
渡辺淳一『遠き落日』上・下（文庫、集英社、一九九〇年）
鈴木昶『日本医家列伝――鑑真から多田富雄まで』（大修館書店、二〇一三年）
鈴木昶『江戸の医療風俗事典』（東京堂出版、二〇〇〇年）

鈴木 昶（すずき あきら）
1932年、山形県生まれ。医療ジャーナリスト。文系から薬学部に転じ、薬剤師。卒後は新聞や雑誌の編集に携わり、薬事日報編集局長などを歴任してフリーに。
主な著書
『身近な「くすり」歳時記』（東京書籍、2019年）、『日本医家列伝』（大修館書店、2013年）、『花のくすり箱――体に効く植物辞典』（講談社、2005年）など多数。

イラスト：鈴木勝
1959年、東京都生まれ。文系中退後、現在メディカルフォーラムでイラストを担当。

熱《あつ》く生《い》きた医人《いじん》たち

2023年11月15日　初　版

著　者　鈴木　昶
発行者　角田真己

郵便番号　151-0051　東京都渋谷区千駄ヶ谷4-25-6
発行所　株式会社　新日本出版社
電話　03（3423）8402（営業）
03（3423）9323（編集）
info@shinnihon-net.co.jp
www.shinnihon-net.co.jp
振替番号　00130-0-13681
印刷・製本　光陽メディア

落丁・乱丁がありましたらおとりかえいたします。

Ⓒ Akira Suzuki 2023
ISBN978-4-406-06769-0 C0095　Printed in Japan

本書の内容の一部または全体を無断で複写複製（コピー）して配布することは、法律で認められた場合を除き、著作者および出版社の権利の侵害になります。小社あて事前に承諾をお求めください。